你问我答

话肠癌

152个揭开肠癌秘密的问答

顾艳宏　孙跃明　主编

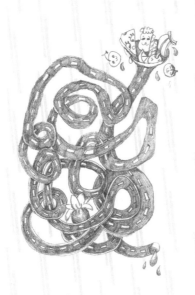

广西科学技术出版社

图书在版编目（CIP）数据

你问我答话肠癌/顾艳宏，孙跃明主编. —南宁：
广西科学技术出版社，2019.10
ISBN 978-7-5551-1199-3

Ⅰ.①你… Ⅱ.①顾… ②孙… Ⅲ.①大肠癌—防治—
问题解答 Ⅳ.①R735.3-44

中国版本图书馆 CIP 数据核字（2019）第 169311 号

NI WEN WO DA HUA CHANG AI

你问我答话肠癌

顾艳宏　孙跃明　主编

责任编辑：赖铭洪　何　芯　　　　　　助理编辑：罗　风
封面设计：刘瑞峰［广大迅风艺术❥］　　责任校对：夏晓雯
版式设计：阳玳玮［广大迅风艺术❥］　　责任印制：韦文印
插　　画：梁　良

出　版　人：卢培钊　　　　　　　　　出版发行：广西科学技术出版社
社　　　址：广西南宁市东葛路 66 号　邮政编码：530023
网　　　址：http://www.gxkjs.com　　编 辑 部：0771—5864716

经　　　销：全国各地新华书店
印　　　刷：广西民族印刷包装集团有限公司
地　　　址：广西南宁市高新区高新三路 1 号 邮政编码：530007

开　　　本：787 mm×1092 mm　　1/32
字　　　数：145 千字　　　　　　　　印　　张：6.25
版　　　次：2019 年 10 月第 1 版　　　印　　次：2019 年 10 月第 1 次印刷
书　　　号：ISBN 978-7-5551-1199-3
定　　　价：34.80 元

编委会名单

主　编： 顾艳宏　孙跃明

副主编： 陈晓锋　孙　婧　陆文斌

编　者：（按姓氏拼音先后顺序）

陈晓锋　江苏省人民医院

崔娟娟　南通市肿瘤医院

丁大伟　江苏省中医院

邓建忠　江苏大学附属武进医院

傅　赟　江苏省人民医院

封益飞　江苏省人民医院

顾艳宏　江苏省人民医院

顾术东　南通大学附属医院

黄朝晖　江南大学附属医院

黄　伟　中国人民解放军第八一医院

胡　俊　南京市红十字医院

蒋书娣　江苏省人民医院

金建华　江苏大学附属武进医院

陆文斌　江苏大学附属武进医院

李　敏　南京市中医院

李　萍　江苏省人民医院

李　俊　江苏大学附属武进医院

李文晶　江苏大学附属武进医院

梅　竹　南京医科大学附属逸夫医院

彭　稳　江苏省人民医院

彭　伟　江苏省肿瘤医院

蒲汪旸　苏州大学附属第二医院

孙跃明　江苏省人民医院

孙　婧　江苏省人民医院

谭　程　南通市肿瘤医院

滕钰浩　江苏省中医院

吴志军　南通市肿瘤医院

王　勇　江苏省人民医院

王向前　南通市肿瘤医院

王海东　南通大学

王草叶　常州市第一人民医院

王　丹　江苏省人民医院

王　颖　江苏省人民医院

王　标　江苏省人民医院

谢　菁　苏州大学附属第一医院

许妍洁　常州市第一人民医院

许礼平　江苏省人民医院

徐玲燕　江苏省人民医院

徐朋琴　南通市肿瘤医院

薛维伟　江苏省中医院

杨正强　中国医学科学院肿瘤医院

于政溢　江苏省人民医院

袁高峰　宿迁市第一人民医院

姚　翠　江苏省人民医院

言克莉　江苏省人民医院

尹　悦　江苏省人民医院

郑　侠　南京中医药大学

张　川　江苏省人民医院

张玉松　苏州大学附属第二医院

张　胜　江苏省人民医院

周卫忠　江苏省人民医院

张　嘉　江苏省人民医院

朱超林　江苏省中医院

序一　肿瘤患者亟须接受的医学健康教育

随着医疗模式的转变和护理观念的不断更新，患者教育和人文关爱在临床工作中越来越受到重视。晚期肿瘤患者作为一个特殊群体，其临床治疗主要以控制病情发展、提高生活质量为目的，大部分将争取长期带瘤生存，在生理、心理、病理和社会交往等方面有着多层次的复杂需求，因此患者教育尤为重要。对他们进行人文关怀，用系统、全面、通俗易懂的抗癌知识宣传教育，能够显著地增强他们与疾病斗争的信心和勇气，增加他们对疾病的认识和了解，缓解怀疑、抗拒、焦虑、抑郁和恐惧等不良情绪，提高治疗效果。

对肿瘤患者的教育通常包括三个方面：一是知识教育，包括患病的原因、预防措施、注意事项，治疗的流程、手段、机理、疗效以及不良反应等，以满足患者及其家属对抗癌和康复知识的需求，减少因为信息不对称和沟通不力引发的医患矛盾。二是心理教育，主要在心理层面及时对患者及其家属进行全程教育和疏导，使患者及其家属能够正确地面对疾病，在预防、诊断、治疗和康复的过程中树立积极的信念，建立健康的行为，配合医疗。三是立体化教育，全方位管理和服务。在对患者及其家属进行健康教育的时候，不能仅局限于在医院里的教育，同时要社区、家庭教育相配合，使患者无论在医院还是在自己的家庭里以及生活的周围环境中都能够得到有效的健康教育和关心爱护。

中国临床肿瘤学会（CSCO）和北京 CSCO 基金会曾经专门设立了"患者教育基金项目"，希望广大临床工作者能够重视患者教育和人文关爱，推动相关工作的进一步开展。目前，许多临床医护人员的工作现状是患者众多、工作紧张、任务巨大，每名患者能够与医护人员交流的时间着实有限；而患者就诊、住院的时间也有限，多数要带药回家服用。可是，如果患者想深入了解与疾病有关的知识，该怎么办？如何选择治疗方法和药物？遇到药物的毒副作用，该怎么办？等等。有鉴于此，两位结直肠癌专家萌发了主编此书的想法。

与之前的结直肠癌科普书籍有所不同，本书的编者均为活跃在临床一线的相关学科的高年资医师，包括外科、内科和放疗科等，具有扎实的理论基础和临床功底。同时，鉴于结直肠癌患者造口护理的重要性，有着丰富造口护理和深静脉置管经验的内科、外科护士长也参与了本书的编写。因此，可以说本书是多位专家学者在临床实践中开展患者教育的经验荟萃，不仅内容详尽、深入浅出，而且理论扎实，技术先进，结合实际。相信结直肠癌患者及其家属在详细阅读之后，一定会对有关诊治过程和研究有一个比较全面的了解。衷心希望本书能为结直肠癌患者及其家属在抗癌之路上多一些正确引导，少一些曲折误解！

中国临床肿瘤学会（CSCO）副理事长

北京 CSCO 基金会理事长

解放军东部战区总医院全军肿瘤中心主任

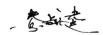

序二　让我们一起增强面对疾病的信心

中国结直肠癌的规范化诊疗，与欧美国家相比，还有很大的差距，而这种差距，既体现在医生对专业知识的把握上，更体现在患者对疾病的认知和对诊疗建议的依从上，因为患者才是医疗得以实施的主体。只有患者对疾病和诊疗措施有充分的了解，才能做出正确的判断，才能让治疗顺利完成，达到预期的效果。

我们推动结直肠癌的多学科协作，让结直肠外科医生、肿瘤内科医生、放疗科医生、病理科医生、影像科医生以及其他相关学科的医生、护士一同为患者的治疗制定方案，每个医生可能只负责一个方面，但是作为患者及其家属，需要面对的是每一个实实在在的细节，他们需要专业而系统的指导。

我们在临床工作中通常关注了应该如何手术、如何放疗、如何化疗以及处理相关的并发症，但对于除这些治疗之外的事情，比如护理、心理、情绪、失眠、饮食、运动等关注还不够，而这些，也同样是患者及其家属每天需要面对的问题。

我很高兴看到顾艳宏教授和她的团队编写了这样一本科普书，把结直肠癌患者在诊疗过程中最关心的问题，包括手术、放疗、药物治疗、介入治疗、中医及饮食营养、疼痛、护理等多个方面进行了梳理，通过问答的形式，为患者解答疑惑，让患者能够更好地应对疾病和诊疗过程带来的种种不适，缓解患者对疾病和治疗的恐惧。

相信这本书一定能帮助更多的患者及其家属减少对疾病的恐惧，减轻对治疗的顾虑，增加应对疾病的经验，增强战胜疾病的信心。同样，这本书也能很好地帮助医生，提高医患沟通的效率，增强患者对医生的信任！

中国临床肿瘤学会（CSCO）结直肠癌专家委员会主任委员

中国抗癌协会大肠癌专业委员会前主任委员

浙江大学肿瘤研究所所长

前　言

　　作为大肠癌诊疗领域的医生，在每天的临床和科研工作中，我们最关注的问题是，这样的患者该采取什么样的治疗方案？

　　有什么样的循证医学证据支持？有没有可能进行深入的临床及转化研究？然而，面对患者，我们被反反复复问得最多的问题却是，为什么我会得这种癌症？化疗是什么？放疗是什么？这个方案是怎么回事？这个病会遗传吗？我们在饮食上要注意些什么？这个药有什么反应？手术后要注意什么？等等。患者及其家属在面对疾病的时候，虽然急于知道下一步的治疗方案，但更多的却是对疾病的恐慌和不知所措，以及对治疗建议的茫然与犹豫不决。

　　作为医务人员的我们，关注患者的治疗方案固然重要，与患者及其家属一起面对疾病，帮助他们认识和应对诊断、治疗、护理以及心理的问题同样重要。并且，这需要我们付出更多的时间和耐心。

　　所以，我们需要有一本大肠癌的科普书，针对大肠癌患者及其家属，从医患沟通和患者教育的角度，通过问答的形式，紧紧围绕大肠癌的预防、筛查、临床表现、诊断、治疗过程中的核心问题展开，重点关注需要患者配合的诊疗措施以及相关副作用、治疗风险等问题，让患者能够正确地认识疾病，了解治疗过程和与治疗相关的风险及并发症，帮助患者及其家属一起面对大肠癌。对于有些专业性很强的医学内容和诊疗内容，文字的表现力不够，我们采用视频的形式，集合图片、文字讲解、动画演示等信息，通过扫描二维码可以在手机上查看视频内容，方便患者理解艰涩的专业医学知识（二维码见"前言"文末）。

由此，江苏省人民医院肿瘤科结直肠癌诊疗团队联合结直肠癌领域的优秀肿瘤医生和护士，从医务人员和患者及其家属中征集并精选了 152 个问题，分别从大肠癌的病理基础、手术、放疗、药物治疗、介入治疗、中医及饮食营养、疼痛、护理等方面进行了生动而简要的讲解，编写了这本《你问我答话肠癌》。相信这本书可以提升患者及其家属对大肠癌相关知识的认知度、依从性，理解和配合医生的治疗方案，提升医患沟通效率和质量，减少医患之间的矛盾。由于篇幅所限，本书重点以内科治疗和护理为主，兼顾其他相关学科涉及的问题。

本书编写历时一年多，参与编写人员 53 人，参与视频录制 30 余人，经过 10 余次修改。因为所有参与人员的共同努力，才有本书的面世。当然，也囿于我们水平有限，书中难免有疏漏之处，敬请广大读者批评指正，我们将根据反馈不断修正完善。

顾艳宏　孙跃明

目 录

第二章　外科篇

第三章　内科篇

第六章　造口篇

第七章　静疗篇

第八章　心理篇

第一章

基础篇

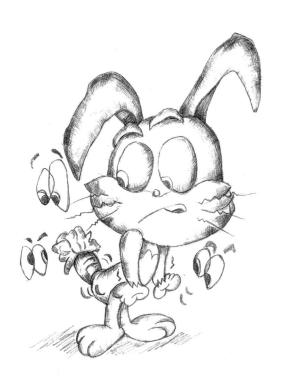

哪些人群容易患大肠癌?

大肠癌致癌元凶竟然是它们，
我们该如何反攻为守？

目前，恶性肿瘤的具体发生原因尚不完全明确，大肠癌也不例外。总体来说，大肠癌的发病原因不外乎内因和外因两大部分：内因通常包括遗传因素和免疫功能因素，外因指环境、生活方式等。因此，具有大肠癌家族史、免疫功能缺陷者，以及生活环境或生活方式不健康者都是大肠癌发生的高危人群。

遗传因素是存在于基因中、与生俱来的，约三分之一的大肠癌与遗传相关，如果一个家族中多个成员先后患大肠癌，尤其是结肠癌，就要高度怀疑是遗传性大肠癌。

免疫系统是人体的防御部队，不但可以抵御外来病原体的入侵，还可以监视人体每个细胞。人体正常细胞在复制时常会出现错误和变异，可变成癌细胞。免疫功能良好的机体能够检测到体内这些发生癌变的细胞，并及时清除，防止其发展成癌症。当人体免疫功能异常时，不能及时识别和清除发生癌变的细胞，最终使其发展为恶性肿瘤。因此，免疫功能缺陷或异常的患者也是包括大肠癌在内的恶性肿瘤发生的高危人群。

与大肠癌发病相关的外界因素主要包括生活方式和生活环境。如吸烟、过量饮酒、食用大量加工"红肉"等都与大肠癌的发生密切相关，尤其是高脂肪低纤维素饮食，会使肠道蠕动减弱，有害物质残留增加，增加患大肠癌的风险。此外，长期久坐、缺乏运动会使粪便中的有害物质在肠道内停留时间延长而增加大肠癌发生概率，而缺乏运动所致的肥胖，会引起人体激素水平异常，免疫功能下降，进而导致大肠癌。土壤中缺硒的地区，以及血吸虫病高发的地区，通常也是大肠癌的高发区。

除此之外，还有一些其他的疾病也与大肠癌的发生有关。比如炎症性肠病，包括溃疡性结肠炎、克罗恩病，会导致肠道黏膜充血、水肿、溃疡，加之肠道内毒性物质的长期慢性刺激，也会增加这类患者罹患大肠癌的风险。还有研究认为，胆囊结石、胆囊切除术后的患者，由于体内胆汁酸代谢的异常，导致肠道免疫和屏障功能受损，也会增加肠癌的发病概率。

如何预防大肠癌？

了解了发病原因，大肠癌的预防就能有的放矢了。

首先，遗传因素存在于每一个细胞中，基因治疗目前还不成熟，因此对于遗传性大肠癌，只能通过正确的筛查方法来尽早发现和治疗，关于大肠癌的筛查在后面的章节中会具体介绍。

其次，针对免疫因素，因为遗传因素和环境因素都可以影响机体的免疫功能，对先天的免疫缺陷或免疫功能低下，目前还不能采用遗传学手段进行纠正，但是可以通过加强锻炼、合理安排作息、避免过度劳累等方式增强免疫功能，从而使免疫系统能够及时发现和消灭体内的异常细胞。

最后，针对外界因素，要培养健康的饮食和生活习惯：不抽烟，少喝酒，少吃红肉及熏制、腌制食品，减少有害物质对肠道黏膜的损伤；适量运动，增加肠道蠕动，促进排便，防止肠道内毒素的蓄积；控制体重，减少腹部脂肪堆积，改善肠道的消化和排泄功能；均衡膳食，控制脂肪和热量的摄入，注意补充食物纤维，增加肠道蠕动。如存在炎症性肠病等与大肠癌发生相关的疾病，在积极治疗的同时，还要定期进行大肠癌筛查，尽早发现和治疗可能存在的早期癌变。

除此之外，有研究发现某些药物可降低大肠癌发生的风险，如维生素 D 和非甾体抗炎药（包括阿司匹林、对乙酰氨基酚、吲哚美辛、布洛芬等）。但是这些药物可能导致消化系统、神经系统、血液系统和心血管系统的一系列不良反应，因此一般不推荐常规使用。大肠癌的高危人群可以在医生指导下酌情使用这类药物进行预防。

大肠癌会遗传吗？

大肠癌是一种遗传倾向性比较高的恶性肿瘤，约三分之一的大肠癌患者有遗传背景。5％～6％的大肠癌患者最终可确诊为遗传性大肠癌。通常，遗传性大肠癌根据是否有肠道息肉分为两类，第一类是以息肉病为主要特征，包括家族性腺瘤性息肉病（FAP）、遗传性色素沉着消化道息肉病综合征（PJS）、锯齿状息肉病综合征（SPS）等；第二类为非息肉病性大肠癌，以遗传性非息肉病性结直肠癌（HNPCC）最为常见，因为这种病最早由林奇（Lynch）等人进行了详细的描述，所以又称林奇综合征。

林奇综合征占所有大肠癌的2％～4％，是最常见的遗传性大肠癌综合征，主要是由一些遗传物质（DNA）错配修复有关的基因变异引起的。目前已证实的致病基因主要是错配修复基因（MMR），如MLH1、MSH2、MSH6或PMS2。值得注意的是，林奇综合征患者不一定得大肠癌。相比普通人群，林奇家系中携带有MMR基因胚系突变（就是所有细胞都有的突变）的成员患大肠癌的风险率为10％～80％，患子宫内膜癌的风险率为16％～60％，其他包括卵巢癌、胃癌、尿路上皮癌等肿瘤的终生发病风险率也显著升高。因此，对于携带有MMR基因胚系突变的个体，有必要对其加强肿瘤的个体化监测，以达到早诊早治的目的。

大肠癌会传染吗？

如果经常接触大肠癌患者，您会担心被传染吗？其实不必担心，大肠癌是不会传染的。传染病是由各种病原体，如细菌、病毒、寄生虫等引起的，能在人与人、人与动物或动物与动物之间相互传播的一类疾病。

虽然癌症不会直接传染，但有少数癌症确实与传染因素有关，比如乙型、丙型肝炎病毒会引起肝硬化，进而发展为肝癌；人乳头瘤病毒会引起宫颈癌；疱疹（EB）病毒可引起鼻咽癌，等等。但接触这些肿瘤患者是不会被传染癌细胞的。也就是说，癌症的发生可能与传染性的病原体相关，但是癌症本身不会传染，大肠癌也不例外。但有研究提示，大肠癌的发生也可能与病原体感染相关。在大肠癌组织中发现了升高的人内源性逆转录病毒表达的病毒蛋白酶，这似乎是病毒留下的"痕迹"；大肠癌组织中，人乳头瘤病毒的感染率明显高于腺瘤，而腺瘤中人乳头瘤病毒的感染率又显著高于正常肠黏膜，这提示人乳头瘤病毒与大肠癌变可能有关系。总之，目前尚无研究直接证实病毒等病原体感染与大肠癌发生有关系。

需要强调的是，有人误把大肠癌的"家族现象"判定为传染，其实大约有三分之一的大肠癌是遗传因素在起作用。此外，大肠癌的发生是环境因素和遗传因素共同引起的，同一家庭的成员如果有共同的不良生活习惯，或长期处于同一致癌环境中，就会导致包括大肠癌在内的恶性肿瘤的家族聚集现象，但这种现象与传染无关。

大肠癌早期有哪些症状?

大肠癌早期一般无明显症状,通常当肿瘤生长到一定程度时,才会出现以下症状。

（1）腹胀、腹痛。常常是由于肿瘤的存在引起肠道梗阻或者肠道功能紊乱所致。疼痛部位多集中在中下腹部,表现为胀痛或隐痛,并有逐渐加重的趋势。

（2）便血。大便呈鲜红色或暗红色,且往往是血便分离。出血量较多时,大便可呈现棕红色、果酱样。

（3）排便习惯和大便性状改变。直肠癌患者可表现为大便次数增多,每次排便不多,或只是排出一些黏液和血液,且有排便不尽的感觉。当肿瘤体积较大且伴有糜烂、溃疡或感染时,容易导致大便习惯、次数的改变,以及便秘或腹泻。如果肿瘤向直肠腔内生长,可导致肠腔变狭窄,这类患者排出的大便往往变形、变细,可呈扁形,且变形的大便上常常附有血丝或黏液。

除了这些常见症状,大肠癌患者还可能有贫血、消瘦、乏力、低热等全身表现,主要是由于肿瘤生长快、消耗大,肿瘤出血、感染、毒素吸收等所致。晚期患者可因恶病质或癌细胞远处转移（如肝转移引起的黄疸等）而出现相应转移部位的症状。

由于上述症状常常都不是肿瘤特异性的表现,容易和腹泻、痔疮等其他疾病混淆。临床上经常遇到这种患者,他们忽视上述这些变化,不及时就诊,导致癌症确诊时已经是中晚期。因此如果出现上述症状或表现,建议您到医院及时就诊,以免延误病情。

大肠癌可以早期筛查吗？筛查大肠癌需要做哪些检查？

结直肠癌的　　　　　结直肠癌的　　　　　结直肠癌的
筛查（一）：概述　　筛查（二）：方法　　筛查（三）：方案

大肠癌生长很慢，潜伏期较长，93％的大肠癌来源于腺瘤（一种癌前病变），从腺瘤发展到癌需 5～7 年，属于少数几种可以通过早期筛查达到治愈的癌症之一。大肠癌早期筛查不但可以降低发病率，而且有助于早期诊断，提高治愈率，降低病死率，减少医疗费用。大肠癌的筛查对象分为一般人群和高危人群。前者是不具有大肠癌发生高危因素的人群，后者是有大肠癌家族史、炎性肠病、不健康生活习惯的人群，两者的筛查强度和针对性有所不同。

目前大肠癌筛查的主要手段包括粪便隐血试验、粪便 DNA 检查、肿瘤标志物检测〔如 CEA（癌胚抗原）和 CA19－9（糖类抗原19－9）〕、直肠指检、内镜检查（直肠镜、乙状结肠镜和全结肠镜）、影像学检查（钡剂灌肠、CT 仿真肠镜）。不同筛查手段优缺点比较见下表。

大肠癌不同筛查手段对比表

筛查手段	优点	缺点
粪便隐血试验	价廉、易操作	敏感性较低，假阳性率较高
粪便 DNA 检查	易操作	价格较昂贵，尚缺乏大样本数据支持

续表

筛查手段	优点	缺点
CEA、CA19‑9 检测	易操作，监测复发转移	价格稍高，诊断价值不高
直肠指检	易操作	仅适用于低位直肠癌
内镜检查	结合活检病理诊断金标准，早期发现息肉并切除	价格较贵，耐受性差（无痛内镜检查除外）
钡剂灌肠	适用于结肠镜检查肠腔狭窄等原因未能继续进镜者	低位直肠癌的诊断意义不大
CT 仿真肠镜	对于直径大于 10 mm 的大肠癌的检测率和结肠镜检查相似	对于早期大肠癌和大肠息肉的检出率较低，漏诊率高

大肠癌需要做哪些影像学检查?

大肠癌影像学检查方式包含以下几种。

(1) 胸部、腹部和盆腔增强 CT 检查。CT 检查是一种较先进的医学影像检查技术,利用 X 射线对人体某部位一定厚度的层面进行扫描,经过计算机软件处理后成像,用于反映疾病的情况。胸部、腹部和盆腔增强 CT 检查可以判断大肠癌位置、肿瘤浸润深度、肿瘤与周围结构及器官的相对关系、区域淋巴结转移以及周围血管肿瘤侵犯等,对明确疾病的分期状况具有重要的临床价值。

(2) 盆腔高分辨率磁共振(MRI)检查。盆腔高分辨率 MRI 被认为是所有直肠癌患者分期检查的重要手段,它可以清楚地判断直肠癌肿瘤分期(T 分期)、淋巴结分期(N 分期)、环周切缘和直肠癌壁外血管癌栓等,对于提高检查直肠癌局部分期的准确性起到重要作用。

(3) 经直肠超声检查。一般大肠检查包括黏膜层、黏膜下层、肌层和浆膜层,以及肿瘤侵犯的深度,与肿瘤疾病预后密切相关。经直肠超声检查对于明确直肠癌是否侵犯黏膜层和黏膜下层具有重要意义,可帮助明确肿瘤的临床分期。

(4) 肝脏 MRI 检查。超声或 CT 怀疑肝转移者,尤其肝转移有潜在手术切除机会时,应该行肝脏 MRI 检查,能最有效地确定肝转移瘤的数目、大小及分布。目前,普美显造影肝脏 MRI 检查对于肝转移瘤的诊断价值较临床常用的钆喷酸造影检查更能发现肝脏微小转移瘤。

（5）PET/CT 检查。PET/CT 即正电子发射断层显像/X 线计算机体层成像，它在提供解剖显像的同时，可以检查出不同病灶的代谢活性，在肿瘤的诊断、分期、疗效评估等方面发挥重要的作用。但是，目前不推荐 PET/CT 检查作为大肠癌诊断的常规检查手段，若计划行转移瘤手术切除或治疗决策的重大更改时，PET/CT 检查可以考虑使用，用于发现可能存在的更多转移灶，从而避免过度手术或治疗。

临床上往往需要各种影像学检查手段相互补充，以充分评估大肠癌的疾病分期，从而指导大肠癌的规范化治疗。

与大肠癌相关的肿瘤标志物有哪些? 能代替病理学检查吗?

肿瘤标志物是存在于肿瘤中的特殊物质, 由肿瘤组织产生, 存在于肿瘤组织中或分泌入血 (或其他体液), 或因肿瘤组织刺激机体正常细胞产生, 可以应用于肿瘤的诊断、治疗和预后。目前临床上常用的大肠癌的肿瘤标志物主要是蛋白质类的, 包括以下几种。

(1) CEA (癌胚抗原)。CEA 是从胎儿及结肠癌组织中发现的胚胎抗原性糖蛋白。CEA 是发现最早、目前临床应用最广泛的一种广谱肿瘤标记物。有 40%～70% 的大肠癌患者血清中 CEA 升高; 通常癌症越晚期, CEA 阳性率越高, 早期大肠癌患者 CEA 异常升高的比例较低, 因此 CEA 用于大肠癌的早期筛查价值不大。但是动态监测 CEA 的水平对于检测大肠癌的复发和疗效评估具有重要意义。值得注意的是, 肝硬化、肝炎、肺气肿、肠道憩室、直肠息肉、结肠炎等良性疾病的 CEA 也可升高。此外, 吸烟也可引起血清 CEA 升高。

(2) CA19-9 (糖类抗原 19-9)。CA19-9 是消化道恶性肿瘤的标志物, 在胰腺癌、胆囊癌、结肠癌和胃癌中表达较高, 胰腺癌、胆囊癌的 CA19-9 阳性率尤其高。CA19-9 对大肠癌的早期诊断价值不高, 但对大肠癌的疗效观察和复发监测具有一定临床意义。

(3) CA242 (糖类抗原 242)。CA242 几乎总是和 CA50 (糖类抗源 50) 一起升高。CA242 是一种相对较新的肿瘤标志物, 对胰腺癌和大肠癌的辅助诊断价值较大, 其灵敏度与 CA19-9 相仿, 但特异性优于 CA19-9。CA19-9 和 CA242 联合检查已被证实对大肠癌的诊断和预后判断具有一定的作用。

（4）CA50（糖类抗原 50）。CA50 也是一种广谱性的肿瘤标志物，对大肠癌的诊断具有较高的价值。但是，肺炎、肾炎、胰腺炎、结肠炎等感染性疾病，以及溃疡性疾病、自身免疫性疾病也会导致血清 CA50 升高。

（5）CA724（糖类抗原 724）。CA724 也是一种广谱性的肿瘤标志物，与 CEA 一起检测可作为诊断原发及复发性大肠癌的标志物，有助于提高大肠癌的诊断正确率。但是其特异性不高，一些良性疾病也会引起 CA724 升高。

由于大肠癌早期症状多不明显，即使有明显症状也不特异，在实验室筛查时，常常需要进行肿瘤标志物的检测。就目前来看，现有的肿瘤标志物诊断特异性和敏感性多数不理想，用于大肠癌早期诊断的价值不大，为了弥补单一肿瘤标志物的不足，临床上常常联合检测多个肿瘤标志物，以提高诊断的敏感性。因此，大家去医院体检时，医生常常会推荐检测肿瘤标志物的套餐。此外，肿瘤标志物检测对大肠癌的治疗疗效评估以及复发转移的监测也具有重要的临床价值。

除了上述这些蛋白类的肿瘤标志物，随着科学技术的发展，现在科学家们也发现了一些新的大肠癌基因标志物，通过检测血液里或者粪便里的特殊的基因变化，可以对大肠癌的诊断提供帮助。目前这些新的大肠癌标志物已经在国内一些大的医院推广应用。病理学诊断是任何肿瘤疾病诊断的金标准，虽然肿瘤标志物可以辅助诊断肿瘤疾病并判断病情进展，但仍然不能取代病理学诊断的地位。

为什么确诊大肠癌需要做肠镜？

　　患者如果被怀疑可能患有大肠癌，医生一般都会建议其进行肠镜检查。有些患者常常会问，体检时已经让我查了血液肿瘤标志物、CT、核磁共振，甚至连 PET/CT 都做过了，为什么还要让我做肠镜呢？这个肠镜必须要做吗？回答是肯定的，确诊大肠癌必须要做肠镜。任何的血液或者影像学检查结果都只能说明患者"很有可能"得了大肠癌，只有"肠镜＋病理活检"的结果才能确诊大肠癌。做肠镜的目的主要有两个：第一，确定是不是恶性肿瘤。很多时候，一些其他良性的疾病也会引起肿瘤标志物的升高，会在影像学上显现出类似肿块的病灶，很容易和肠癌混淆，只有通过肠镜到达病灶的部位，摘取病灶上的部分组织进行病理学检查，才能确定是不是大肠癌。第二，确定肠癌的具体病理类型。大肠癌中最常见的病理类型是腺癌，占 90% 以上，其次还有一些比较少见的类型，如鳞癌、神经内分泌癌和未分化癌等，有时甚至还会出现其他部位肿瘤的肠道种植转移，不同类型肿瘤的治疗方法不尽相同，只有明确了具体的病理类型才有可能对症下药。因此，确诊大肠癌必须做肠镜。

　　那么做肠镜痛不痛苦呢？要回答这个问题，首先要了解做肠镜的整个过程。在肠镜检查前，先要进行肠道准备，术前 2～3 天尽量吃一些清淡易消化的食物，前一天开始服用泻药，将肠道内的粪便排泄干净，肠道的清洁度是影响肠镜检查结果的关键因素。肠镜检查是将一根直径大约 1 cm、带摄像镜头的细管从肛门插入，依次经过肛管、直肠、结肠到达回盲部，观察肠道黏膜是否有病变，如果发现肿块，可摘取部分病灶组织进行活检，有需要的情况还可以在肠镜下对病变部位进行治疗，如直接切除息肉。随着医疗设备的更新，现在的肠镜检查已经不像过去人们想象的那么痛苦，绝大多数人都可以耐受。但是肠镜毕竟是一项侵入性操作，还是会有一定程度的不适，如果确实存在顾虑，也可以选择无痛肠镜检查，即在检查前通过静脉注射一种起效快、持续时间短、副作用小的麻醉药物，使患者在数秒钟内入睡，完成检查后很快苏醒，避免检查过程中的不适感觉。但是无痛肠镜并非适合每一个人，高龄、有严重心肺功能不全、肝肾功能异常、严重神经系统疾病等，以及其他存在麻醉禁忌证的患者，就不能行无痛肠镜检查。

如何看懂大肠癌的病理报告？

　　病理诊断是现阶段包括大肠癌在内的所有肿瘤的诊断金标准。无论是肠镜标本还是手术标本，最终诊断为大肠癌的都依赖于病理检查。病理报告不仅提供明确的癌症诊断信息，而且为临床医生制定诊疗方案、判断预后提供关键依据。读懂病理报告对患者及其家属来说也至关重要。

　　一份完整的大肠癌病理报告大致可分为以下 3 个部分。

　　第一部分是患者的基本信息，包括姓名、性别、年龄、病理号等，方便查找和核对病人信息。

　　第二部分是大体检查结果，是病理科医生对送检标本的肉眼观察和描述，包括肿瘤部位、肠段长度、肿瘤大体类型、肿瘤大小、肿瘤距离两侧切缘距离、肿瘤有无穿孔、全直肠系膜切除术（TME）标本系膜完整性、淋巴结检出数目和分组等。

　　第三部分是显微镜下的检查结果，是病理科医生运用显微镜对送检组织进行专业的描述。这部分信息较多，主要包括：（1）组织学类型。与普通腺癌相比，黏液腺癌和印戒细胞癌的恶性程度更高，预后更差。也可按分化程度将大肠癌分为高分化腺癌、中分化腺癌、低分化腺癌（黏液腺癌、印戒细胞癌）、未分化癌 4 类，分化程度越低，预后越差。（2）组织学分级。传统的 4 级分法分为 1～4 级，世界卫生组织（WHO）的 2 级分法分为低级别和高级别。组织学分级通常越低越好。（3）脉管和神经侵犯。脉管侵犯是指肿瘤侵犯周围血管或淋巴管，神经侵犯是指肿瘤侵犯周围神经。若发现脉管或神经侵犯，则说明肿瘤侵袭性强，预后较差，同时有发生远处转移的可能。（4）环周切缘。"环周切缘"是指没有腹膜覆盖的肠壁"基底"切缘。"环周切缘阳性"是指肿瘤距离切缘不大于 1 mm，提示手术切除范围偏小，肿瘤可能没有切干净，患者的复发风险会增高。

根据病理报告提供的信息，我们可以确定患者肿瘤的分期。肿瘤的分期通常用 TNM 分期来表示。T 分期是指浸润肠壁的深度，用 Tx、T0、Tis、T1、T2、T3、T4 表示，Tx 是指原发肿瘤无法评价，T0 是指无原发肿瘤证据，Tis 代表原位癌，T1～T4 表示肿瘤有不同程度的浸润，浸润深度越深，T 分期越高。N 分期就是区域淋巴结转移情况。淋巴结转移数目和检测总数目以"/"分开，比如"3/12"表示共检查了 12 个淋巴结，发现有 3 个淋巴结中有癌细胞。转移淋巴结数目越多，N 分期越高，预后越差。M 分期是指远处转移，无远处转移即 M0，有远处转移即 M1。综合 T、N、M 分期，将大肠癌分期归为Ⅰ～Ⅳ期，这是反映肿瘤进展程度最重要的指标，分期数值越小，说明肿瘤发现越早，预后越好。简单来说，Ⅰ期和Ⅱ期相当于早、中期，Ⅲ期和Ⅳ期相当于中、晚期。

随着技术的进步，常常还需要对大肠癌标本进行一些基因检测（如 RAS 和 BRAF 基因突变等），以帮助医生进一步了解信息，为制定科学的治疗方案和进行预后判断提供依据。

大肠癌是一种单一的疾病吗？为何不同患者的生存期差别很大？

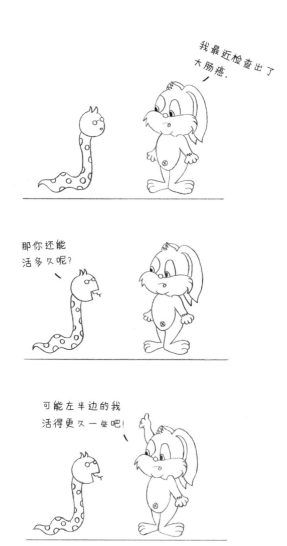

所有起源于大肠黏膜层的恶性肿瘤都属于大肠癌，因此它不是一种单一的疾病。不同大肠癌患者的预后也不尽相同，主要与肿瘤发生部位、肿瘤恶性程度、患者遗传背景、肿瘤进展程度及患者基础健康状况等有关。

"橘生淮南则为橘，生于淮北则为枳"，大肠癌发生的部位也与生存期相关。大肠包括结肠和直肠，结肠以脾区为界分为左、右两半。大数据分析发现，左半结肠癌患者的生存期更长。

虽然所有的大肠癌起源相似，但其恶性程度、生物学行为却不尽相同，这就好比同一片苹果树上长出来的苹果，其大小、形态、口味各异。医生常用"分化"这一病理学名词来形容肿瘤的恶性程度。分化程度包括低分化、中分化和高分化。一般来说，高分化癌恶性程度低，肿瘤不容易转移，疾病发展相对缓慢，患者预后也较好；而低分化癌恶性程度高，疾病进展迅速，相对容易转移，预后也差。

另外，大肠癌诊断和治疗的时机也是影响预后的关键因素，早期发现、早期治疗的患者生存期远长于晚期患者，甚至很多早期大肠癌可以治愈。这也告诉我们要随时关注自己的健康，如定期体检就可以在早期发现大肠癌等疾病。另外，患者的基础健康状况也与预后关系密切，肥胖、有心血管等基础疾病或体质虚弱的大肠癌患者，其生存期明显短于无基础疾病者。

大肠息肉、大肠腺瘤和大肠癌有何区别？

大肠黏膜表面的隆起性病变均称为息肉，但却有着千差万别的病理"身份"，有的是炎性息肉，有的是增生性息肉，还有的是腺瘤样息肉和其他类型的息肉，甚至大肠癌也属于息肉，是"恶性息肉"。

炎性息肉和增生性息肉属于良性息肉，不会发生癌变，通常也不会有明显的肠道症状。腺瘤样息肉即为大肠腺瘤，包括管状腺瘤、绒毛状腺瘤和混合型（绒毛管状）腺瘤。大肠腺瘤虽然是良性息肉，但有癌变的可能性，癌变率虽不到 10%，但 95% 的大肠癌是由腺瘤样息肉演变而来的，因此也是大肠癌筛查的主要对象。一般腺瘤体积越大、绒毛含量越高、形态越不规则、上皮异型增生程度越重，癌变的概率就越高。管状腺瘤大部分直径在 1 cm 以下，80% 有蒂，癌变率 1%～5%。绒毛状腺瘤较管状腺瘤少见，好发于直肠和乙状结肠，绝大多数为单发，体积较大，直径大多在 1 cm 以上，大部分为广基，10%～20% 可以有蒂，其癌变率是管状腺瘤的 10 倍以上，通常被认为是一种癌前病变，需要及时切除。混合型腺瘤癌变率介于管状腺瘤与绒毛状腺瘤之间。其他类型的息肉包括幼年性息肉、锯齿状息肉等。最新研究发现，锯齿状息肉也非常容易发生癌变，其癌变率甚至高于腺瘤性息肉，肠镜检查时如果发现这种类型的腺瘤应引起足够的重视。

目前，医学界对于大肠息肉演变成大肠癌的过程已经有了比较深入的认识。大肠黏膜在各种致癌因素的作用下，细胞先出现过度增殖，形成腺瘤样息肉，进而细胞增殖不受约束，即形成异型增生，侵入黏膜下层，演变成早期大肠癌；接着癌细胞的"军队"疯狂增殖，向肠壁壁外侵犯，并沿着淋巴管和血管转移到其他器官"作乱"，就形成了中晚期大肠癌。概括起来就是"正常肠上皮—增生改变或微小腺瘤—早期腺瘤—晚期腺瘤—早期大肠癌—中晚期大肠癌"的演变过程。从分子水平看，大肠癌在演变的不同阶段常伴随着一系列癌基因和抑癌基因的变化，包括 APC、RAS、TP53 等。根据临床资料分析，腺瘤性息肉发展成大肠癌一般需要 5～10 年的时间，因此对高危人群进行大肠癌的早期筛查可以在早期发现大肠癌，从而实现早诊早治，具有重要的价值。

肠镜发现大肠息肉需要手术吗? 患大肠癌的可能性有多大?

大肠癌致癌元凶竟然是它们，我们该如何反攻为守?

凡是内镜下看到从大肠黏膜层突出到肠腔的隆起都称为息肉，它们有多种病理类型，包括炎性息肉、增生性息肉等良性息肉，以及恶性息肉。仅通过镜下外观难辨其病理类型。

明确息肉的良恶性是必要的，有的息肉生长缓慢，不易癌变，也无不适症状，如炎性息肉、化生性息肉，就没有必要切除，2～5 年内复查一次肠镜即可。但对于有癌变风险的息肉，应及时予以切除，最常见的就是腺瘤，它虽是一种良性息肉，但 10% 左右会发展为大肠癌。发现了腺瘤的患者也不必紧张，多数已不再需要开刀，创伤小、术后恢复快的内镜下切除即可。因此，息肉的治疗策略不取决于肠镜下的外观，而取决于其病理"身份"。

痔疮会癌变吗？大肠癌如何与痔疮、肠胃炎鉴别？

俗话说"十男九痔"，说明痔疮发病率相当高，尤其是男性。不良饮食习惯（如辛辣、油腻、少粗纤维饮食）和生活习惯（如缺乏运动、久坐等）是导致痔疮高发的重要因素。痔疮是直肠下段和肛管静脉充血导致静脉曲张而形成的血管团，属于良性病变，一般不会癌变。

因痔疮和大肠癌都有大便带血的症状，在诊断上容易混淆。然而两者便血的特点不同。一般来说，痔疮是"被动出血"，即排便时擦伤痔疮形成的出血，血液多在大便后滴出，在大便表面或手纸上，不与大便混合，多为鲜红色。大肠癌是"主动出血"，由肿瘤表面溃烂导致，血液与大便混合排出，多为暗红色、酱紫色或黑色，常伴有黏液，形成黏液脓血便。

位置较低的直肠癌出血特点与痔疮相似，难以通过血便外观鉴别，但二者仍有区别。痔疮质地柔软，表面光滑，有时会脱出肛门；直肠癌质地坚硬，表面凹凸不平，很少脱出肛门，还会伴有大便变细、排便习惯改变、排便困难等。肛肠科医生通过肛门指诊就能初步鉴别。

需要特别强调的是，痔疮往往会"掩盖"大肠癌，有痔疮的大肠癌患者，出现便血就自认为是痔疮出血，不加重视，常延误诊治。因此，无论是否有痔疮，出现大便带血应及时就诊以排除大肠癌，别因小小痔疮让大肠癌"瞒天过海"。

肠胃炎是由于饮食不洁或腹部受凉等导致肠道环境改变而引起

肠道菌群失调，是一种感染性炎性疾病，与大肠癌有相似症状，即腹痛、腹泻。但肠胃炎发病前多有进食不干净，食生冷、辛辣等刺激食物，或腹部受凉等诱因。一般腹痛、腹泻症状比较剧烈而短暂，伴有发烧、恶心、呕吐等症状，经抗感染治疗后短时间内症状能缓解。大肠癌起病隐匿，腹痛、腹泻多为长期慢性，以间歇性钝痛为主，与饮食、受凉等关系不大，一般不伴有恶心、呕吐，常有便血、乏力、消瘦等症状，抗感染治疗多无效。只要多加留意，并及时就诊，不难鉴别大肠癌与痔疮、肠胃炎等良性疾病。

| 第二章 |

外科篇

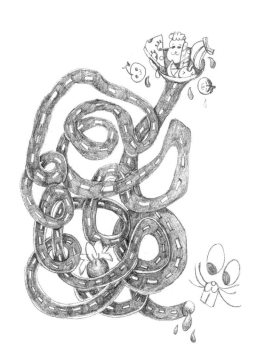

结直肠长什么样? 有什么作用?

结直肠(见图 2-1),一般称作大肠,约 150 cm。包括盲肠、升结肠、横结肠、降结肠、乙状结肠、直肠和肛管,从回肠末端延伸至肛管。临床上常将结肠分为左、右两半。右半结肠包括盲肠、升结肠和横结肠的右半部分,左半结肠包括横结肠的左半部分、降结肠和乙状结肠。

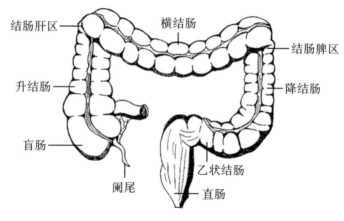

图 2-1   结直肠

盲肠和阑尾(见图 2-2):盲肠位于右下腹部,与回肠、结肠、阑尾连接。回肠开口于盲肠处称为回盲口。阑尾连于盲肠的后内侧壁,一般位于右下腹部。

直肠和肛管(见图 2-3):直肠上接乙状结肠,下连肛管,长 12~15 cm。肛管上至齿状线,下至肛门缘,长 2.5~4 cm。结肠的主要功能包括吸收水分,形成、储存并排泄粪便。直肠、肛管的生理功能主要是排便。直肠下端是参与排便的主要部位，在排便过程中起着重要作用。因此，直肠下端全部切除后，即使其他部位无损伤，仍然可能出现大便失禁。

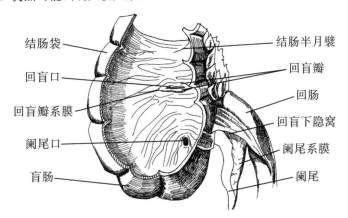

图 2-2 盲肠和阑尾

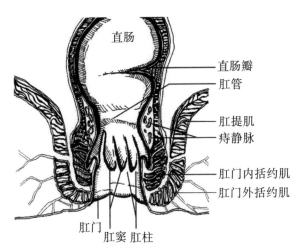

图 2-3 直肠和肛管

肿瘤长在结肠不同部位，手术方式一样吗？

根据肿瘤位置的不同，手术方式不一样，可分为以下 4 种。

（1）右半结肠切除术：适用于位于右半结肠的肿瘤。切除范围包括回肠末段 15 cm、盲肠、升结肠、横结肠右半部及部分大网膜和胃网膜血管。（见图 2-4）

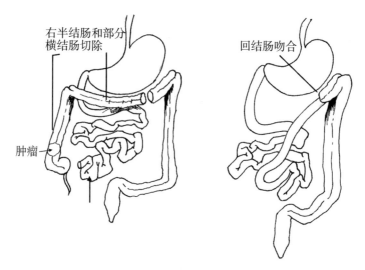

图 2-4　右半结肠切除术

（2）横结肠切除术：适用于横结肠癌。切除整个横结肠以及部分升结肠和部分降结肠，然后做升结肠和降结肠吻合。

（3）左半结肠切除术：适用于位于左半结肠的肿瘤。切除范围包括横结肠左段、结肠脾曲、降结肠，并将横结肠右端与直肠近端吻合。（见图 2-5）

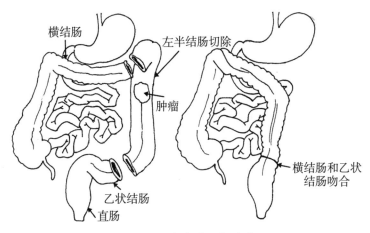

图 2-5 左半结肠切除术

（4）直肠乙状结肠切除术：不仅要切除整个乙状结肠，同时还要根据癌肿的位置，切除全部或部分降结肠或部分直肠，并将结肠与结肠或结肠与直肠的断端吻合。（见图 2-6）

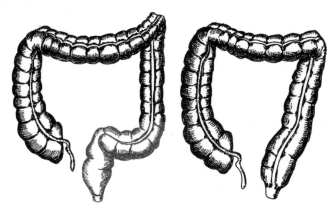

图 2-6 直肠乙状结肠切除术

直肠癌的手术方式有哪些？

直肠癌的手术方式分为以下3种。

（1）腹会阴联合直肠癌根治术（Miles手术），即不保留肛门手术。适用于下段直肠癌。切除范围包括直肠、肛管及周围组织，在左下腹做永久性乙状结肠造口。［见图2-7（a）］

（2）直肠低位前切除术（Dixon手术），即保留肛门手术。适用于中上段直肠癌。由于保留了足够的直肠和肛门，手术损伤小，排便功能良好。［见图2-7（b）］

（3）经腹直肠切除术（Hartmann手术），即肿瘤切除、近端造瘘、远端封闭手术。适用于一般情况很差（如老年人）、不能耐受Miles与Dixon手术的患者。［见图2-7（c）］

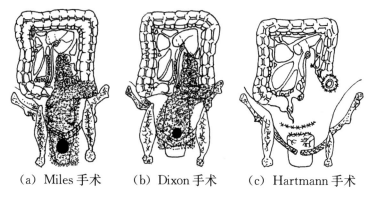

　（a）Miles手术　　　（b）Dixon手术　　　（c）Hartmann手术

图2-7　直肠癌的手术方式

医生常说的 MDT 是指什么？

MDT 即多学科协作组（multi-disciplinary team，MDT）模式，在该模式下，来自肿瘤外科、肿瘤内科、放疗科、影像科、病理科、内镜中心等科室的专家组成一个比较固定的治疗团队，围绕某个患者进行讨论，提出适合该患者目前病情的最佳治疗方案。MDT 模式强调以病人为中心，制定个体化的治疗方案，目前已在欧美国家得到普及。2007 年，英国国家医疗服务体系还颁布了相关法律，将其上升到法律高度。

结直肠癌 MDT 为结直肠癌患者提供一种综合、全面、以病人为中心的诊断治疗模式。结直肠癌患者一旦进入 MDT 模式，就会接受来自结直肠外科、肿瘤内科、放疗科、病理科、放射影像学科等多个专科的专家评估，量身定做治疗方案，获得全面周到的医疗照护。专家们根据患者的一般状况、肿瘤的病理类型、侵犯范围（分期）和变化趋势，合理有序地应用各学科现有的治疗手段，以使患者获益最大化。

传统开腹手术、腹腔镜手术和机器人手术有什么区别？

传统开腹手术、腹腔镜手术和机器人手术都是目前治疗结直肠癌的常用外科手术方式。结直肠癌是最常见的下消化道恶性肿瘤，外科手术切除结直肠癌是唯一的根治手段，切除肿瘤及清扫周围区域淋巴结，治疗效果相对其他恶性肿瘤要好。但传统开腹手术存在术中出血量多、术后护理困难、术后恢复时间长、手术切口疼痛、手术切口明显且影响美观等缺点。

Jacobs 于 1991 年首次报道腹腔镜结肠癌手术，自此，腹腔镜结直肠癌根治术已成为最主要的肠癌根治术式。腹腔镜手术具有众多优点，与传统术式相比，在保证患者安全的同时，还具有创伤小、并发症率低、术后恢复快、疼痛轻等优点，且术后 5 年生存率、术后复发率等方面与传统开腹手术相当。但是，腹腔镜手术还具有如下缺点：（1）设备较为昂贵并且操作复杂，对手术医生有较高的技术要求。（2）腹腔镜手术需助手的配合。扶镜和辅助操作等均由助手完成，降低了操作的稳定性，且对团队的协作有较高的要求。（3）腹腔镜手术器械活动度有一定限制，手术范围较传统术式小。

基于此，机器人手术应运而生。一台常规机器人手术系统主要由 3 个部分构成，包含视频系统、机械臂系统和医师控制台。视频系统提供高清的 3D 图像，术野清晰、立体，有助于术者的操作。机械臂系统能够在传统腔镜无法操作的狭小空间内进行分离、切割和止血，操作性和控制性大大提高。控制台系统在空间上和另外两个系统分离，术者无须长时间站立就可以进行实时同步控制机械臂的全部动作，减轻了生理疲劳。机器人手术可以让术者轻松地完成复杂的结直肠肿瘤手术，达到现代外科"精准操作"的要求。随着机器人外科技术的快速革新与研发，机器人手术一定会实现更小的创伤和更好的疗效。

结直肠癌做手术前需要做哪些检查和准备？

结直肠癌术前检查包括如下几种。

（1）常规检查。包括血常规、尿常规、粪常规、生化、凝血功能、血型、输血前全套等。主要是了解患者身体的一般状况，排查可能存在的风险，比如手术禁忌证等。

（2）肿瘤相关检查。包括肿瘤标志物、纤维结肠镜、胸腹部增强 CT、直肠核磁共振等。对结直肠癌患者进行术前分期，了解肿瘤有无转移、局部浸润情况，便于制定治疗方案。

（3）心肺功能检查。检查和评估患者的脏器功能，了解患者的手术耐受性。

（4）术前肠道准备。可减轻手术中肠道的污染，防止术后腹胀和切口感染，有利于肠管吻合口愈合。患者于术前一天服泻药，排空肠道。

结直肠癌手术后会有哪些并发症？该如何处理？

结直肠癌手术后常见的并发症有以下5种。

（1）吻合口瘘：结直肠癌手术中需要肠管吻合，肠管相互连接的位置就是吻合口。各种原因引起吻合口愈合不良时，这个吻合口就会裂开，这就是吻合口瘘。吻合口瘘是结直肠癌术后最主要与最严重的并发症之一。造成吻合口瘘的原因较多，并非由单一因素构成。主要原因有吻合口血供不好、吻合口张力大、病人全身情况差，如贫血、糖尿病、低蛋白血症、高龄等。

吻合口瘘的处理：

①全身对症支持治疗：一旦确诊结直肠癌术后出现吻合口瘘，立即让患者禁食，留置胃管行胃肠减压，从而减少胃肠内容物继续进入腹腔或盆腔，以免加重腹、盆腔感染。同时输注白蛋白，加强患者的肠外营养，促进吻合口瘘的愈合。

②合理应用抗生素：根据结直肠癌患者引流液细菌培养与药敏实验的结果，针对性地选择抗生素。

③引流管的冲洗治疗：结直肠癌术后出现吻合口瘘行持续有效的冲洗，可有效控制患者的局部炎症，从而达到治愈的目的。

④手术治疗：对保守治疗无效的患者，进行二次手术，根据患者的情况选择不同的肠造口。

（2）术中与术后出血：直肠周围的静脉丛非常丰富，一旦损伤，出血迅速且不易自止。

（3）切口感染。

（4）直肠癌术后可能出现排尿困难、大便失禁、性功能障碍。

（5）尿漏：术中由各种原因损伤膀胱或输尿管引起。

结直肠癌手术后多长时间可以出院？

正常情况下如果不出现并发症，手术后需要 7 天左右才可以出院。而年龄、伴发疾病、术后并发症等情况均可影响住院时间。

（1）年轻患者较年老患者住院日短。首先，大多数老年人可伴发其他系统疾病，需要其他科室会诊。其次，老年人体质弱，对手术的耐受性较差，恢复时间也会慢一些。

（2）有其他伴发疾病时，会增加住院时间。此时，需要评价患者的手术风险，请相关科室会诊，控制伴发疾病，使患者能安全度过住院期。

（3）手术并发症显著延长术后住院时间，如术后再次手术、吻合口瘘、切口感染等。

刚做完结直肠癌手术可以吃哪些东西？

肠癌术后的患者要注意饮食的多样化，不要迷信"忌口"等说法，各种营养物质均衡摄取，不偏食，不挑食。

但有以下几点要注意。

（1）高脂饮食，尤其是不饱和脂肪酸，已被证实与肠癌发生相关。所以肠癌术后不要吃过多的脂肪，每天脂肪提供的热量应占总热量的30％以下。

（2）富含膳食纤维的蔬菜可以刺激肠蠕动，帮助养成定时排便的良好习惯。所以肠癌术后可以多摄入这类食物，如芹菜、白菜、萝卜等。

（3）注意饮食卫生，不吃生、冷、坚硬、煎炸、腌制等食物，戒烟戒酒。

术后患者的膳食原则如下。

（1）术后第一天可以喝水喝米汤，第二天可以吃稀米粥，然后逐步过渡到正常饮食。

（2）吃易于消化吸收的食物。

（3）不吃刺激性和辛辣的食物。

（4）结肠癌术后患者住院期间尽量不吃油腻食物，避免淋巴乳糜漏。

（5）宜清淡饮食，可进食小米粥。

中低位直肠癌术后对排尿、排便及性功能有什么影响？

直肠位于盆腔内，周围解剖结构复杂，术中为了根治效果难免会损伤周围神经组织，导致术后出现排尿及性功能障碍。

（1）直肠癌术后排尿功能障碍的原因：①手术损伤了支配膀胱的神经。②直肠位于膀胱后方，切除后膀胱后方失去支持而移位，容易造成膀胱颈梗阻而影响排尿。③术后合并创伤性、无菌性膀胱周围炎。其中后两种因素是暂时性的，术后两个月左右可慢慢恢复。长期的排尿障碍多与神经损伤有关。

（2）直肠癌术后排便功能障碍的原因：由于乙状结肠及直肠部位的手术操作损伤神经，导致传输粪便的能力降低，粪液滞留在升结肠和横结肠，出现便秘倾向。吻合口部位的结肠常发生痉挛性异常运动，非随意性的收缩引起异常便意，患者表现为排便次数不规律，每次排出少量粪便，需要多次排便。粪便性状从干硬圆形粪块、软便到稀粪便变化。另外，由于神经的损伤，引起肛门括约肌的松弛，结果表现为大便次数增多，患者对大便控制能力差，有肠液自肛门溢出，造成肛门周围瘙痒。

低位直肠癌患者术后排便不能自控，是术后经常出现的问题，因为管理此功能的直肠已被切除，神经已被破坏，但可以通过日常的缩肛运动慢慢恢复，恢复时间的长短因人而异，恢复程度也各不相同。

（3）直肠癌术后性功能障碍的原因：①神经损伤、盆底肌肉损伤、血管损伤。②精神、心理因素。③年龄因素等。

结直肠癌手术时为什么要做末端回肠造口？术后什么时候可以做回纳？

简言之，肠造口就是指利用外科手术将肠管固定在腹壁上，打开一个小口，用于排泄粪便。

在直肠癌保肛术中，为防止吻合口瘘并发症的发生，通常行预防性回肠造口。预防性回肠造口术是在回肠开一个口子，将回肠的一部分置于体表，作为临时排泄粪便用。

术后 3～6 个月回纳造口。不需要化疗的患者可于术后 3 个月左右回纳造口，化疗患者建议术后 6 个月回纳造口。

得了结直肠癌，术后 5 年的生存率是多少？

临床上结直肠癌分为四期，Ⅰ期、Ⅱ期、Ⅲ期和Ⅳ期。各期的结直肠癌 5 年生存率见图 2-8。

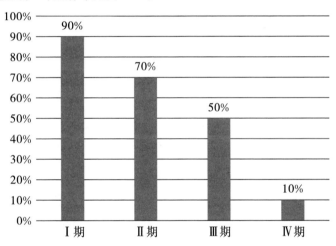

图 2-8 各期的结直肠癌 5 年生存率示意图

直肠癌手术什么情况下可以保留肛门？

直肠癌手术保肛需要考虑如下因素。

（1）解剖因素：肛门部的皮肤与直肠黏膜之间有一条锯齿状环行线，称为齿状线。直肠肿瘤距离齿状线的距离，是影响直肠癌能否保肛的重要因素。距齿状线的距离大于 10 cm 称为高位直肠，5～10 cm 称为中位直肠，小于 5 cm 称为低位直肠。中高位直肠的肿瘤保肛概率较高。近年来，随着双吻合器的使用，可以保肛的距离也越来越短，超低位保肛手术日趋成熟。

（2）肿瘤因素：除肿瘤的位置，肿瘤本身的特点，如肿瘤大小、浸润深度、与周围脏器关系、肿瘤细胞分化程度等，也影响着直肠癌保肛的可能性。肿瘤的体积较大，与周围器官粘连，或肿瘤细胞恶性程度高，手术需要切除的范围就会扩大，那么保肛的概率就会降低。反之，保肛的机会就会增加。

（3）血管因素：保肛手术切除病变肠管后，需将近端和远端的两个肠管口对接，这个接口就称为吻合口。吻合口部位的血管可为其提供养分，帮助愈合。当患者的肠道血管条件不佳时，就容易导致吻合口不能愈合，发生吻合口瘘，诱发腹腔感染，有时甚至需要二次手术。

确诊结直肠癌时，同时发现了肝脏转移，还有手术机会吗？

50%～75%的结直肠癌患者会发生肝转移，肝转移也是导致结直肠癌患者最终死亡的重要原因。

最佳的治疗手段是通过手术完全切除肝转移灶，符合条件的病人均应在适当的时候接受手术治疗。部分患者最初无法切除肝转移灶，但经过药物治疗能转化为可切除病灶，此时也应该接受手术。

手术适应证（适合手术的情况）：

（1）结直肠部位的原发灶能够或已经根治性切除。

（2）肝转移灶从解剖学上判断可以完全切除，且保留的肝脏功能能够满足机体需要。

（3）病人全身情况允许，没有不可切除的肝外转移病变。

手术禁忌证（不适合手术的情况）：

（1）结直肠原发灶不能根治性切除。

（2）有肝脏外其他部位的转移，不能根治性切除。

（3）预计术后残余的肝脏无法满足生理需求。

（4）病人全身状况差，无法耐受手术。

随着技术的进步，肝转移灶能否切除受病灶大小、数目、部位、分布等因素的影响越来越小，未来其手术适应证范围会越来越宽。

确诊结直肠癌时，同时发现了肺转移，还有手术机会吗？

结直肠癌肺转移发生率较高，但只要能接受规范、积极的治疗，结直肠癌肺转移就有治愈的希望。

与结直肠癌肝转移一样，手术完全切除同样是治愈结直肠癌肺转移的最佳方法，符合指征的病人均应在适当的时候接受手术治疗。部分最初肺转移灶无法切除的病人经治疗后转化为可切除病灶时也应该接受手术治疗。

手术适应证（适合手术的情况）：

（1）原发肿瘤已经得到控制。

（2）转移瘤应该可以通过手术完全切除。

（3）病人全身状况良好，能耐受开胸/胸腔镜手术。

（4）除肺转移外，没有其他远处转移。

手术禁忌证（不适合手术的情况）：

（1）结直肠原发灶不能根治性切除。

（2）出现不能切除的肺外转移。

（3）病人全身状况不能耐受手术。

家族遗传性大肠癌患者的手术方式和普通患者的有什么不同？

部分结直肠癌患者常表现出一定的家族聚集性，其发病机制明确与遗传因素相关，我们称之为遗传性大肠癌。

临床上，遗传性大肠癌主要有两大类：

（1）遗传性家族性息肉病，若不及时治疗，几乎每一例最终都发展为大肠癌。

（2）林奇综合征，这些患者发生恶性肿瘤的风险远高于正常人。

遗传性家族性息肉病的手术方式：

（1）全结肠切除、回直肠吻合术，适用于直肠腺瘤较少者。

（2）结肠直肠切除、回肠肛管吻合术，适用于直肠腺瘤较多者。

（3）结肠直肠切除、回肠造瘘术，适用于伴发直肠癌，无法保肛者。

| 第三章 |

内科篇

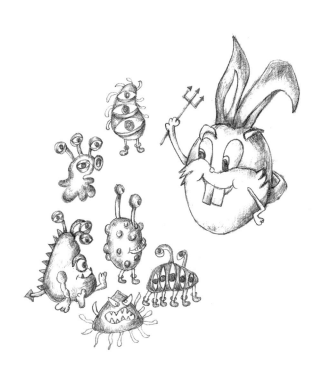

直肠癌需要术前放疗吗？直肠癌和结肠癌不同吗？

　　直肠癌和结肠癌都归属于大肠癌，但临床上是不完全相同的两类肿瘤，这是由直肠和结肠本身的解剖结构和与周围组织结构的关系不同决定的。人类的肠壁通常分为四层，黏膜层、黏膜下层、肌层和浆膜层。但是有一些例外，比如我们的直肠中下段是没有最外面的浆膜层的，再加上直肠与盆腔和脏器间的间隙太小，手术切除时因技术难度而不容易有较宽的手术切缘等原因，相较于结肠癌而言，中下段直肠抵御肿瘤复发的能力大打折扣，容易出现直肠癌根治术后的局部复发。要想降低直肠癌术后复发的概率，我们需要化疗以外的武器，放疗就是一种强有力的武器，可使局部复发率明显降低，因此医生会根据直肠癌的分期建议是否做放疗。直肠的上段由于和结肠解剖结构基本相同，因此直肠上段癌就不需要放疗了。中下段直肠癌选择术前放疗，则是由于与术后进行放疗相比，术前放疗具有一些优势，如使肿瘤体积缩小，手术切除可能变得更容易，术前放疗较术后放疗减少局部的并发症，等等。因此对于分期偏晚需要放疗的患者，通常会建议术前放疗，如果术前没有放疗，也可以在术后进行放疗。

肠癌手术切除后可以用靶向药物吗？

肠癌的靶向药物目前主要用于晚期患者，根治性手术后一般不推荐使用靶向药物。因为目前的临床研究显示，在术后辅助化疗的基础上加靶向药物与单用辅助化疗相比，并不能降低复发概率和延长生存期，也就是说加用靶向药物并不能增加疗效。但是在肝、肺等部位有转移的情况下，如果术前使用了靶向药物，在肿瘤完全切除术后是否再用靶向药物国内外专家的意见并不一致。

肠癌手术切除后还需要化疗吗？

肠癌进行了根治性手术以后的化疗称为辅助化疗，目的是为了杀灭体内可能还潜在的、暂时不能为肉眼和影像学检查手段所发现的肿瘤细胞，从而真正达到根治肿瘤、获得治愈的目的。但是并不是所有的肠癌术后都需要化疗，这主要取决于手术后的病理分期，分期较早的肠癌由于复发、转移的概率较低，是不需要化疗的；但是如果分期较晚，复发、转移的概率就会明显增加，因此需要积极的术后辅助化疗。所以要想避免化疗，早期发现肿瘤并及时予以治疗是很重要的。

肠癌术后化疗的方案怎么选择？

XELOX 方案化疗
不良反应

　　肠癌术后的化疗方案并不复杂，目前有证据证实可以用于肠癌术后辅助化疗的药物主要有 3 种：氟尿嘧啶、奥沙利铂和卡培他滨。这 3 个"战士"可以组合成两种"兵团"，即由氟尿嘧啶、奥沙利铂组合的 FOLFOX 方案和由卡培他滨、奥沙利铂组合的 XELOX 方案。到底使用哪一种方案则取决于患者对不同药物副作用的耐受性评估和医生的用药习惯。另外，有些患者由于病期较早或年龄较大，也可以采用"单兵作战"模式，即只使用氟尿嘧啶或卡培他滨。

肠癌术后化疗需要多少周期?

以往对肠癌术后辅助化疗通常建议治疗半年，如果采用XELOX方案，则每3周为1个周期，共8个周期；如果采用FOLFOX方案则每2周为1个周期，共12个周期。但是2017年一项来自1万多名肠癌患者的临床研究发现，对于低危肠癌患者（主要是指肿瘤T分期在T3以内、N分期≤N1的这部分患者），术后辅助化疗3个月的XELOX方案4个周期可能就可以了（FOLFOX方案仍建议12个周期）。因为对于这部分患者，临床研究显示增加3个月的化疗，复发率只降低了0.9%，但是由奥沙利铂引起的神经毒性却增加了30%左右，因此低危患者到底应该做半年的化疗还是3个月的化疗是需要权衡利弊的。遇到这种情况请和您的主治医生商谈，主治医生通常会根据肿瘤的分期、其他高危因素和化疗的毒副作用综合判断来决定治疗的周期数。

化疗引起的恶心、呕吐怎么缓解?

化疗期间的恶心呕吐　　　　化疗期间腹泻的管理

　　在大肠癌治疗中常用的化疗药物所引起的恶心、呕吐副作用通常较轻，或者是中度水平，不用过于担心。医生在使用化疗药物之前，都会给予预防性的止吐治疗，可以预防绝大多数恶心、呕吐反应的发生。如果化疗后出现了影响进食的恶心、呕吐反应，医生会给患者使用止吐、抑制胃酸或保护胃黏膜的药物。绝大多数情况下，经过治疗，反应会在 2～3 天后完全消失。对于极少数出现严重呕吐的患者，医生还会积极补液以预防脱水，并抽血化验了解患者的电解质情况。如果患者出现了电解质紊乱，医生会及时给患者纠正。化疗期间，患者需要保持轻松的心态，不用过于担心化疗的恶心、呕吐反应。避免进食辛辣、刺激和过油的食物。患者可以选择食用清淡、容易消化的食物，尤其是保证水分的摄入。

大肠癌的化疗药物会引起脱发吗?

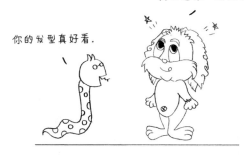

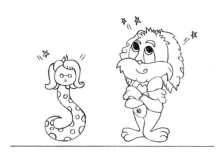

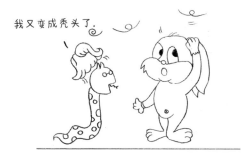

在治疗大肠癌的常用药物中，靶向药物贝伐珠单抗和西妥昔单抗基本不引起脱发，氟尿嘧啶、卡培他滨、奥沙利铂这 3 种化疗药物引起脱发的可能性亦很小，只有伊立替康引起脱发的可能性比较大。所以，如果患者使用的是以奥沙利铂为主的方案化疗，则不必担心脱发的风险。即使发生了脱发，脱发的程度也因人而异，而且通常在化疗结束后 1～2 个月会有新的头发长出，停药 3～6 个月后患者可能又有了一头靓丽的秀发，新长出的头发有可能比之前的发质更好、更黑，有的还会出现卷发。如果化疗期间脱发明显，我们建议患者将头发剃掉。若患者是一位爱美的女士，建议患者购买一顶漂亮的帽子或者一顶时髦的假发，既美观又暖和，正好可以换个造型。

化疗期间和化疗后出现便秘怎么办?

　　要回答这个问题，首先要了解化疗后为什么容易出现便秘。化疗中引起便秘最重要的原因是药物因素。化疗时会使用预防呕吐的药物，比如昂丹司琼、阿扎司琼、盐酸帕诺洛司琼等，这些药物会抑制肠道的蠕动；还有的患者因为疼痛，会使用止痛药物，如曲马朵、盐酸羟考酮（商品名奥施康定）、硫酸吗啡（商品名美施康定）、芬太尼透皮贴（商品名多瑞吉）等，都可能引起便秘的发生。第二个原因是饮食因素。患者化疗后通常会食欲降低、恶心、呕吐、进食量少、饮水减少，仅有的水分在肠道被吸收，引起粪便变硬，排便减少，导致便秘。第三个原因是运动和心理因素。化疗患者因为长时间卧床输液，活动量大大减少，同时还伴有精神压抑、焦虑，这些都可能加重便秘。

　　化疗后出现便秘该如何处理呢？首先需要从饮食上着手，选择清淡、容易消化的食物，食品种类尽量丰富，同时增加食物中的膳食纤维及饮水量，如蜂蜜（有糖尿病的患者慎用）、核桃、黑芝麻、红薯、山药、香蕉、萝卜和绿色蔬菜。其次，根据身体情况选择适当的运动，如散步、做操、打太极拳等。另外，顺时针腹部环形按摩可以促进肠道蠕动，有助于减轻便秘。尽量养成每天按时排便的习惯，即使没有便意也定时去厕所尝试排便。如果在饮食、运动的基础上仍然持续出现便秘，患者需要使用通便药，常用的药物包括乳果糖、开塞露、芦荟、番泻叶、蓖麻油等。用药的目的是保持1～2天有一次大便即可，避免长期、过量用药带来相应的毒副作用。

如果患者已经有好几天没有排便，通常建议先使用开塞露通便，再使用乳果糖或番泻叶等。当然，在使用这些通便药物治疗之前，最好先咨询医生，由医生来指导具体用药。

化疗期间和化疗后出现腹泻怎么办?

化疗期间腹泻的管理　　化疗期间的腹泻怎么办?

　　腹泻是化疗药物常见的不良反应，尤其是伊立替康、卡培他滨，其原因主要是化疗药物损伤肠道黏膜，引起肠胀气、肠痉挛，最终导致腹泻。当然，也有可能是受到感染或其他因素引起。如果出现腹泻，首先需要控制饮食，避免进食多渣、高油、产气的食物；其次，详细记录大便的次数和性状，留意是否伴有发热等不适；最后，及时联系您的主诊医生，或者直接返院复诊，行大便常规、电解质等化验，进行止泻、补液等治疗。针对腹泻，临床上最常使用的是小檗碱和蒙脱石散等药物。伊立替康可能导致严重的腹泻，一旦出现，需要服用洛哌丁胺胶囊止泻。服用洛哌丁胺需要先排除肠道感染导致的腹泻，否则可能出现严重的并发症。因此，出现严重腹泻一定要及时联系主诊医师指导后续的治疗。

化疗后出现白细胞降低、血小板减少或贫血该如何应对?

血小板降低如何应对　　　　化疗期间白细胞、
　　　　　　　　　　　　血小板下降怎么办?

　　化疗后很多患者会出现不同程度的白细胞、血小板降低和(或)贫血,也就是我们通常所说的骨髓抑制。白细胞降低后免疫力会下降,患者通常会感到乏力、疲劳,这时就要注意预防感染的发生。

　　如果白细胞只是轻度降低,可以口服升白细胞药片,如地榆升白片、利可君等;如果白细胞降低明显,则需要注射升白细胞针。有的患者在注射升白细胞针后可能出现发热、关节肌肉酸痛等症状,属于正常反应,可以提前使用一些解热镇痛药,减轻发热和关节肌肉酸痛症状。

　　白细胞降低后患者需要注意如下事项:

　　(1)要休息好,保证充足的睡眠。

　　(2)要减少运动,保持体力。

　　(3)减少户外活动,尤其是在雾霾天,如果不得不出门,一定要戴好口罩。

　　(4)要注意个人卫生,勤洗手,尤其是在饭前便后。

　　(5)饮食要有营养易消化,不要吃生冷和过夜的食物,尽量不要在小摊上买卤菜、烧烤等食物。

　　(6)要注意保暖,不要受凉,预防感冒。

对于血小板减少的患者，如果血小板多于 $80 \times 10^9/L$，可以口服升血小板的药物，如复方皂矾丸等。如果血小板少于 $80 \times 10^9/L$，或者预期会低于这个数值，则需要注射升血小板针。血小板恢复的速度很慢，一旦减少通常需要一周以上才能恢复。血小板减少的危害主要是出血风险。轻度的血小板减少，患者会在磕碰之后出现皮下瘀点瘀斑或紫癜，如果血小板少于 $50 \times 10^9/L$ 就会出现明显的凝血时间延长，如果少于 $20 \times 10^9/L$ 则有发生自发内脏出血和颅内出血的风险，因此严重的血小板减少需要积极应对。

血小板减少患者需要注意以下事项：

（1）减少活动，尽量卧床，减少磕碰。

（2）为了不损伤胃肠道，食物的温度不宜过高，要吃软的、容易消化的食物，可以选择流食或半流食，比如米汤、粥、面条等。避免食用带骨、带刺以及粗纤维的较硬食物，这些食物在经过胃肠道的时候可能会对消化道造成损伤。

（3）刷牙时尽量使用软毛牙刷，男性尽量选择电动剃须刀，避免刀片损伤皮肤。

（4）剪短指甲，避免划伤皮肤，不要抓挠皮肤、抠鼻。

（5）穿刺或输液拔针后，按压的时间要长，5～10分钟。

（6）每天观察大便的颜色，如大便变黑、便血等都可能是消化道出血的征象。

（7）女性患者要注意月经量是否明显增多。

不管是白细胞降低，还是血小板减少或贫血，都应该及时跟主治医师联系，在医生的指导下用药治疗。

化疗后出现手脚麻木应该怎么预防和治疗?

XELOX方案化疗
不良反应

奥沙利铂或紫杉醇化疗后出现的手脚麻木通常是其周围神经毒性的表现。大多数患者对于这些毒性反应可以耐受,但临床上也有反应严重者。化疗所致的周围神经毒性,一方面与患者自身因素相关,如患者的年龄、是否合并糖尿病、烟酒嗜好以及全身状况;另一方面与药物的总剂量、每次化疗的间隔时间以及给药途径有关。研究发现,经外周静脉输液的患者出现手脚麻木等症状明显多于中心静脉输液的患者。

肠癌患者接受奥沙利铂治疗后,应该注意以下事项,以降低神经毒性发生的风险,减轻神经毒性的程度。

(1)不喝冷水,不用冷水洗手,不接触冷的物体,避免吹冷风。

(2)不佩戴金属的首饰、手表,尽量避免皮肤直接接触金属物体,如水龙头开关和门把手等。

(3)秋冬季出门应注意防寒,尽量戴帽子、围巾、手套等。

出现手脚麻木后,应主动告知管床医生和护士,由医护人员对神经毒性进行分级,从而决定治疗方案。大部分的神经毒性为轻中度,随着时间推移可能会逐渐好转。一般情况下可给予营养神经的药物,如维生素 B_1、维生素 B_{12}(弥可保)等。

吃了卡培他滨后出现手脚皮肤干裂、脱皮、疼痛该如何应对？

XELOX方案化疗
不良反应

卡培他滨是一种细胞毒性药物，在大肠癌治疗中的应用十分广泛，但在服药期间，也会诱发一些不良反应，其中手足综合征就是常见的一种，其特征表现为手足麻木、感觉迟钝，皮肤肿胀、红斑、皲裂、硬结样水泡或严重的疼痛等。卡培他滨引起手足综合征的机制尚不清楚，但会给患者带来痛苦，降低患者的生活质量，甚至导致治疗中断或终止。

早观察、早发现是防治手足综合征的首要措施，一旦出现手足综合征，应及时和主治医生联系，由医生对手足综合征进行分级诊断和治疗。Ⅰ级为轻微的皮肤改变或皮炎伴肢体末端感觉异常，但日常活动不受影响，一般无须其他特殊处理，生活中保持皮肤清洁和湿润即可。Ⅱ级的皮肤改变同Ⅰ级，但伴有疼痛，轻度影响日常活动，皮肤表面完整。在Ⅰ级手足皮肤反应治疗和护理的基础上，疼痛局部外用麻醉药物。Ⅲ级为溃疡性皮肤炎症或皮肤改变，出现脱屑、水疱、出血、水肿等临床表现，同时伴有剧烈疼痛，严重影响患者的日常生活，此时应中断治疗，恢复后降低剂量或改用其他药物。

是不是化疗副作用越大，疗效越好？

化疗的疗效取决于具体用药、治疗方法、是否合并辅助药物等，并不能单纯地说化疗出现副作用越大，治疗效果就越好，两者之间没有必然的关系。每个患者的副作用是不一样的，有些药物随着剂量的增加，疗效也会提高，但随着药物剂量的增加副作用也会增大。但是，许多药物的不良反应与疗效并不相关，当超出一定的剂量范围后，疗效并不增加，而副作用明显增加。化疗的原则应遵循获取最大的治疗效果，尽可能把不良反应降至较低水平，帮助改善患者的生活质量。

化疗期间出现肿瘤标志物升高是不是说明肿瘤复发了？

不一定。肿瘤标志物除恶性肿瘤外，在有炎症，使用某些生物制剂或饮酒、睡眠不好等情况下都有可能升高。对肿瘤标志物的变化应该动态全面地分析，应及时请医生解读，结合患者的疾病分期、化疗方案的疗效以及 CEA 和 CA19 - 9 检测结果等的变化情况，考虑做进一步的全面检查，如 CT、B 超等，以评估肿瘤是否出现复发或新的转移。

循环肿瘤细胞需要常规检测吗？

循环肿瘤细胞是指恶性肿瘤在发展过程中扩散并存活于外周血中的肿瘤细胞，目前不推荐常规检测。那么进行循环肿瘤细胞的检测有什么意义呢？首先，帮助医生判断患者疾病的进展程度。特别是当有多种治疗策略可选的时候，比如手术后是否需要加辅助化疗或一线化疗后是否需要维持治疗。如果循环肿瘤细胞检测结果提示患者预后不良，那么选择更加积极的治疗方式可能会让患者得到更大的生存效益。其次，对治疗效果进行预测。目前肿瘤治疗效果的监测手段主要是影像学检查和血清学检查，但这两种手段均有一定的局限性。而循环肿瘤细胞连续监测所显示的变化趋势能够对临床有所帮助，它比影像学更快，更具重现性，效价更高。另外，血液检测没什么风险和副作用，相较于反复的组织穿刺和放射学检查，患者更易接受。最后，循环肿瘤细胞检测可以应用于预后判断和疗效评价。有研究表明，复发的患者外周血循环肿瘤细胞在影像学检查中有进展前半年就会增多的状况。目前，有关循环肿瘤细胞检测的研究正在国内外如火如荼地开展，取得了一些积极成果，但是其在临床的应用还在摸索中，相信不久以后会成为评价疗效、预测复发的有效手段。

晚期肠癌有哪些治疗方案？

在临床治疗中，医生为了拟定治疗方案，会根据原发肿瘤的状况、转移淋巴结的多少和远处转移的情况把大肠癌分成四期，分别是Ⅰ期、Ⅱ期、Ⅲ期和Ⅳ期，其中Ⅳ期大肠癌伴有远处转移，被称为晚期大肠癌。晚期大肠癌有多种治疗方法可以选择，包括手术、化疗、放疗、靶向治疗、免疫治疗、介入治疗等，晚期大肠癌通过治疗可以达到延长生存时间、减轻痛苦甚至治愈的目的。

晚期大肠癌一旦确诊，往往需要进行由肿瘤内科、肿瘤外科和放疗科等科室医师共同参与的大肠癌多学科联合会诊，以进行规范化的诊治，选择最佳治疗方案。具体手段包括如下。

（1）手术治疗。在晚期大肠癌中，对于伴有肝脏或肺转移的病例，经外科评估后，如原发肿瘤可以切除，转移瘤也可以同时切除时，可采用同期或分期手术进行治疗，这部分晚期大肠癌患者经过治疗仍然有获得治愈的可能。对于一些暂时不可切除的病例，可以选择先进行化疗、靶向治疗等，待病灶缩小后再评估能否手术治疗。

（2）化疗。有多种化疗药物在晚期大肠癌治疗中有效，临床常用氟尿嘧啶、卡培他滨、伊立替康、奥沙利铂等，具体的化疗方案需要根据患者的病情进行综合评估后选择。

（3）放疗。放疗作为晚期大肠癌治疗的手段，主要用于局部治疗，如对脑、骨等转移病灶进行放射治疗，有助于控制症状、延长生存时间。

（4）靶向治疗。靶向药物需要针对特定的靶点来发挥抗肿瘤作用。目前，用于晚期大肠癌治疗的靶向药物按照作用机制不同分为两大类：第一类是作用于 EGFR（表皮生长因子受体）信号通路的药物，主要有西妥昔单抗和帕尼单抗，用于 RAS 基因及 BRAF 基因均为野生型的晚期大肠癌患者；第二类是作用于 VEGF（血管内皮生长因子）信号通路的药物，主要有贝伐珠单抗、阿柏西普、瑞戈非尼，这类药物的使用无须进行基因检测。

（5）免疫治疗。目前免疫治疗的药物包括纳武单抗（nivolumab）和碘解磷定单抗（pembrolizumab）等，主要用于错配修复基因缺陷（dMMR/MSI - H）的晚期大肠癌患者。

（6）介入治疗。如果大肠癌的转移病灶无法行手术切除，可以采取肿瘤消融、血管介入等治疗手段来对局部病灶进行控制。

大肠癌发生了肺转移，可以手术切除吗？

肺是结直肠癌远处转移的较常见部位，其发生率仅次于肝脏转移。在伴有肺转移的大肠癌患者中 2%～4% 的患者为局限性肺转移，可接受手术治疗，结直肠癌肺转移术后 5 年生存率为 21%～64%。

外科手术切除是结直肠癌肺转移的重要治疗手段之一，在肺转移瘤进行手术前，需针对肺部转移病灶进行全面评估，同时应接受多学科团队会诊，评估切除的可能性。外科治疗要求根治性切除肿瘤组织，同时尽可能最大限度保留正常肺组织，不能达到完全切除的减瘤手术不建议进行。

什么是大肠癌肝转移的转化治疗？

结直肠癌会通过血液转移到别的器官，比如肝脏、肺、脑、骨等。其中通过血液转移到肝脏最常见，15％～25％的结直肠癌患者在确诊时就已伴有肝转移，还有相当一部分患者在结直肠癌原发灶根治术后发生肝转移。对于那些转移病灶仅局限于肝脏的患者，肝转移灶完整切除是结直肠癌肝转移患者获得潜在治愈的唯一机会。但是，对于那些转移病灶累及重要结构不可切除的患者，如果能够使肿瘤缩小，那么就有可能获得手术切除的机会。对于这部分患者，临床医生越来越多使用术前化疗或化疗联合靶向治疗来缩小转移瘤体积，以便将其转化为可切除病灶。转化性治疗是指潜在不可切除患者，通过化疗、靶向等治疗手段，使肿瘤病灶缩小、临床分期下降，把原来不可切除的转移性病灶，经过治疗转化为可切除，使患者获得潜在治愈可能性的治疗措施。临床研究发现，可以手术切除和经过转化治疗而获得手术切除机会的结直肠癌肝转移患者，5年生存率可达到30％～50％。转化治疗对提高结直肠癌肝转移患者手术切除率和改善预后具有重要意义。

在治疗前需根据肝脏转移灶的大小、数目、部位、生物学行为和肝功能状况进行综合评估，把大肠癌肝转移患者分为初始可切除、根本无法切除及介于两者之间的潜在可切除三类，转化治疗的目标人群是潜在可切除患者。转化治疗应尽量选择高效的方案和组合，靶向药物能提高转化治疗的成功率，对于有条件的患者可使用靶向药物联合化疗进行转化治疗。转化治疗建议在多学科协作的基础上对患者进行评估，予以个体化治疗方案，并且每 2 个月进行多学科的疗效评估，根据情况及时调整治疗方案。

什么是无瘤状态？

转化性治疗是指潜在不可切除的结直肠癌患者，通过化疗、靶向治疗等治疗手段，使肿瘤病灶缩小、临床分期下降，不可切除的转移性病灶转化为可切除，使患者获得潜在治愈可能性的治疗措施。转化治疗的目标人群是潜在可切除患者。潜在可切除患者如果经转化治疗后，仍无法手术切除肿瘤，可以选择肿瘤消融治疗、放射治疗等局部治疗措施将肿瘤病灶进行完全处理，获得足够的安全边界，达到无瘤状态。所谓无瘤状态，是指肿瘤病灶被完全切除或毁损，病灶内没有活性的肿瘤细胞存在，并且全身其他部位无影像学能够发现的肿瘤病灶，同时肿瘤指标在正常范围。对于那些不适合手术治疗和切除后复发的患者，体积较小的肝转移瘤可通过消融等局部治疗获得良好控制。肿瘤消融技术包括射频消融、微波消融和冷冻消融等，放射治疗主要为立体定向放疗。

大肠癌不能手术是什么情况？

在大肠癌确诊后，临床医生会根据患者原发肿瘤的状况、转移淋巴结的多少及远处转移的情况把大肠癌分成四期，分别是Ⅰ期、Ⅱ期、Ⅲ期和Ⅳ期，其中Ⅳ期大肠癌为晚期，伴有远处转移，只有一部分患者能够接受手术治疗，或经过转化治疗后有手术切除机会，而大部分晚期结直肠癌患者因伴有多发转移，无法手术根治性切除，只有当伴发肠梗阻、出血、穿孔等需要急诊处理的症状时才考虑进行手术治疗。还有一部分患者全身状况不良，经术前治疗仍不能纠正或改善，或伴有严重心、肺、肝、肾等重要脏器疾患而不能耐受手术者，即使临床分期为早期大肠癌，也无法进行手术治疗。

什么是维持治疗？

维持治疗是晚期肿瘤在抗肿瘤治疗中获得了疾病的控制后，选择性地给予有效、低毒、方便的药物长期治疗至肿瘤进展的模式，可以巩固前期治疗的疗效，延迟肿瘤进展，使总生存时间得到延长。

维持治疗主要是针对晚期患者有效化疗后的治疗，所以对于根治性化疗、手术后辅助化疗及手术前新辅助化疗的患者来说是不需要做维持治疗的。

靶向治疗前为什么要进行基因检测？

为什么要检测微卫星
不稳定（MSI）

　　靶向治疗就是靶向药物只杀灭有针对性的肿瘤细胞，不会杀伤人体正常的组织细胞，根据分子靶点进行特异性高度选择性治疗，也可以说是精确治疗。一种靶向药物一般只针对一种基因靶点，并非所有肿瘤患者都有这个基因靶点，不同肿瘤、不同患者突变的基因不同，所以进行相应的基因状态的检测就成为靶向药物治疗前首先要做的一件事，如果盲目进行很可能无效。比如西妥昔单抗只能用于RAS/RAF基因野生型的患者。

基因检测的方法有哪些？

　　（1）一代测序法（sanger法），该方法是目前基因检测的国际金标准。缺点是通量小，适合少量样本，可进行个体化位点检测。组织标本、蜡块及外周血液都可送检，5～7个工作日出结果。

　　（2）二代测序技术（next generation sequencing，NGS），又称高通量测序技术。具有通量大、时间短、精确度高和信息量丰富等特点。组织标本或者外周血都可检测，8～12个工作日出报告。

　　（3）三代测序，即单分子测序，优点是测序读长较长，可以减少拼接成本，节省内存和计算时间；缺点是单读长的错误率偏高，需重复测序以纠错（增加测序成本）。目前技术尚不够成熟，在实验室应用较多。

　　（4）其他测序技术，如荧光聚合酶链式反应（PCR）、基因芯片等。

大肠癌的基因检测结果主要关注哪些?

首先关注的是 RAS 基因。RAS 基因是针对晚期结直肠癌患者接受抗 EGFR 靶向治疗前的用药检测,只有野生型才能从西妥昔单抗或帕尼单抗的抗 EGFR 治疗中获益。任何 RAS 突变足以预测抗 EGFR 治疗耐药。最新数据推荐 RAS 检测至少应包括 KRAS 密码子 12、13、59、61、117、146 和 NRAS 密码子 12、13、59、61。出现上述任何位点的突变均提示患者不能从西妥昔单抗和帕尼单抗的治疗中获益。

其次关注的是 RAF 基因。B-RAF 基因是 RAF 基因家族中的重要一员,其突变提示大肠癌患者预后差。B-RAF V600E 突变患者由于对西妥昔单抗有耐药性,这一类患者的生存率较没有突变的患者显著降低。

最后关注的是微卫星稳定性(MSI)检测。MSI 通常与 MMR 基因的胚系突变相关。微卫星高度不稳定(MSI-H)发生在约 4% 的转移性结直肠癌患者中,其机制是发生了 DNA 错配修复系统的缺失(dMMR)。dMMR/MSI-H 结直肠癌患者有较高水平的新抗原和肿瘤浸润淋巴细胞,免疫检测点靶向药物如 PD-1 治疗对这类患者有相当好的疗效。同时,这一类患者预后较好,对氟尿嘧啶类药物敏感性较低。

其他还需要关注的常见基因包括 HER-2、PTEN、PI3KCA、POLE 等。

大肠癌的免疫治疗是什么？

近年来，免疫治疗已成为除手术、放疗、化疗、靶向治疗之外重要的抗肿瘤治疗手段，并且免疫疗法已在血液系统肿瘤和恶性黑素瘤等的治疗中取得了较好疗效。目前，国内外有多种免疫治疗方法在大肠癌中进行研究，部分治疗方法取得了较好的治疗效果，主要包括肿瘤治疗性疫苗、过继细胞疗法和免疫检测点抑制剂等。

肿瘤治疗性疫苗是指利用肿瘤或肿瘤抗原物质诱导机体的特异性细胞免疫和体液免疫反应，增强机体抗瘤能力，杀灭肿瘤细胞，达到阻止肿瘤的生长、扩散和复发，包括肽疫苗、肿瘤细胞疫苗、病毒载体疫苗和树突状细胞疫苗等。

过继细胞疗法是指先提取、分离患者的免疫细胞，然后在体外使用细胞因子刺激或通过基因工程方法改造、活化、增殖后再回输到患者体内，使其在患者体内发挥抗肿瘤作用。大肠癌过继细胞治疗使用的细胞主要包括肿瘤浸润淋巴细胞（TIL）、自然杀伤细胞和嵌合抗原受体修饰的 T 细胞（CAR - T）等。

肿瘤细胞可通过免疫检测点蛋白抑制 T 细胞的杀伤功能。研究显示，程序性死亡受体-1（PD-1）与其配体程序性死亡受体配体-1（PD-L1）的结合会导致肿瘤微环境中 T 细胞衰竭及免疫逃逸的发生，从而使肿瘤躲避机体的免疫监视。免疫检测点抑制剂能重新激活 T 细胞，进而杀灭肿瘤细胞，阻断 PD-1 与 PD-L1 结合，是有效的治疗靶点。目前，抗 PD-1 抗体纳武单抗（nivolumab）和碘解磷定单抗（pembrolizumab）用于治疗错配修复基因缺陷（dMMR）

的晚期大肠癌表现出较好的疗效，被批准用于标准治疗失败后的大肠癌的二线或三线治疗。此外，还有多个用于治疗大肠癌的抗 PD - 1 抗体和抗 PD - L1 的抗体正在临床研究中。

大肠癌治疗后如何评价治疗效果?

经常有患者问医生："我是大肠癌患者，化疗几个疗程了，不知道效果怎么样?"对于这个问题，根据体内肿瘤的状态，把肠癌患者分为两类：一类是肿瘤已经完全被手术切除，体内没有肉眼可见的肿瘤病灶，此时化疗的目的是杀死肉眼看不见的肿瘤细胞。这种情况下，短期内看不到治疗效果，需要定期复查。另一类是体内有影像学可见的肿瘤，这种情况下医生会根据肿瘤大小的变化判断治疗效果。先做 CT 或核磁共振检查，测量肿瘤的大小，然后比较治疗前后肿瘤大小的变化。若肿瘤变小或者没有长大，说明肿瘤得到控制，继续原方案治疗。若肿瘤长大了，则提示治疗效果不好，需要调整治疗方案。

西妥昔单抗的副作用有哪些? 如何应对?

西妥昔单抗是一种分子靶向药物，主要用于晚期肠癌患者。与传统化疗药物相比，靶向治疗药物往往具有更高的疗效和更轻的毒副作用，且这些毒副作用的表现也与传统化疗药物的不良反应有所差别。最常见的是痤疮样皮疹、过敏反应，其他不良反应还有腹泻、恶心、呕吐、腹痛、发热、便秘和白细胞计数下降等。

（1）皮疹，这是对患者生活质量影响最大的不良反应，常出现在颜面部和背部，为粉刺样皮疹，80％以上的患者可能发生，其中约15％的患者症状严重。通常停药后可以自行消退，如果皮疹较为严重，可局部使用复方醋酸地塞米松软膏（皮炎平），建议清水洗脸，同时要注意避免阳光直射。临床试验结果显示皮疹的发生可能与疗效相关，即出现皮疹往往是西妥昔单抗对患者的治疗有效。

（2）过敏反应，约5％的患者在接受西妥昔单抗治疗时可能发生输液反应（超敏反应）。大部分为轻中度反应，包括发热、寒战、恶心和皮疹等，严重的可出现呼吸困难。严重的超敏反应多发生在第一次滴注过程中或结束1小时内，可表现为急性气道阻塞（如支气管痉挛、喘鸣、嘶哑、说话困难），甚至血压下降、休克等。因此第一次给药时间为2小时，如没有明显不适，第二次给药时间可缩短为1小时。给药期间需要亲友陪同，有任何不舒服要及时呼叫医护人员。

免疫治疗的副作用大吗? 如何应对?

免疫治疗在晚期肿瘤治疗中的疗效确切,但其阻断免疫抑制通路的同时可累及绝大多数正常组织,引起与免疫相关的不良反应多且复杂,但总的来说反应不大,主要有皮肤反应、免疫性腹泻、肝脏毒性反应、免疫治疗相关性肺炎、甲状腺功能障碍等。以1～2级不良反应为主,因为3～4级不良反应停药的比例较少。

(1) 皮肤不良反应。1级,可不进行治疗或局部外用糖皮质激素、口服止痒剂。2级,可在改善后恢复免疫治疗,但若连续治疗12周后病情仍无改善,则应停止免疫治疗。3级,应暂停使用PD-1抗体,并请皮肤科医生会诊行皮肤病学评估治疗。

(2) 免疫性腹泻。1级,大便每天少于4次,对症予以结肠炎饮食和胃肠动力抑制剂(如洛派丁胺或复方地芬诺酯)。调整饮食并应用止泻药2～3天后症状仍持续但无加重时可应用布地奈德。2级,大便每天4～6次,结肠镜有助于明确诊断,一旦镜下明确结肠炎应暂停使用PD-1抗体,立即予以糖皮质激素治疗。3级,大便每天不少于7次,永久停用免疫检测点抑制剂治疗,并予以大剂量糖皮质激素。如果应用糖皮质激素3天后症状仍无改善,推荐每2周加用一次英夫利昔单抗治疗。

(3) 肝脏毒性反应。1级(无症状,ALT或AST$\leqslant$2.5$\times$ULN,总胆红素$\leqslant$1.5$\times$ULN),行肝功能监测(LFT)直至恢复正常;如持续无症状,可继续应用PD-1抗体治疗。2级(2.5$\times$ULN<ALT或AST$\leqslant$5$\times$ULN,1.5$\times$ULN<总胆红素$\leqslant$3$\times$ULN),需排

除其他病毒性肝炎及药物引起的肝炎；暂停使用 PD－1 抗体治疗，给予口服激素治疗；每日监测肝功能。3～4 级（ALT 或 AST＞5× ULN，总胆红素＞3×ULN），放射学评估是否由肿瘤进展引起，停用 PD－1 抗体治疗，给予静脉激素治疗，每日监测肝功能。

（4）免疫治疗相关性肺炎。轻度肺炎：采取对症药物治疗，如口服激素。中度肺炎：首先停用 PD－1 抗体，严重的永久终止免疫治疗，并行支气管镜检查，请呼吸科医生会诊，以排除肺部感染和恶性肿瘤肺转移的可能。重度肺炎：持续应用大剂量的皮质激素，必要时还需联合应用免疫抑制剂，如霉酚酸酯、环磷酰胺、英夫利昔单抗等。

（5）甲状腺功能障碍。1 级，在应用 PD－1 抗体期间应监测游离三碘甲腺原氨酸（fT3）和游离甲状腺（fT4）。2 级，可应用 L－甲状腺素替代治疗，有症状的 2 级甲亢应优先使用甲巯咪唑治疗，必要时应用 β 受体阻滞剂。3 级，可给予泼尼松龙。4 级，紧急停止 PD－1 抗体治疗并给予泼尼松龙。

临床试验介绍

什么是临床试验?

　　临床试验是通过在人体（患者或健康志愿者）进行药物的系统性研究，证实或揭示试验药物在人体的作用、不良反应及试验药物的吸收、分布、代谢和排泄情况。临床试验的最终目的是确定药物本身的疗效与安全性。

　　许多病人听说临床试验，可能会想"这是要拿我当试验品?"。实际情况并非如此，临床试验并不是在对新药物毫无了解的情况下盲目开展的。通常在进行临床试验之前，对于新药的疗效、安全性等问题，已经有大量的前期研究，获得充足的信息。

　　药物临床试验通常分为1～3期。1期是给志愿者少量试验药物，仔细监测志愿者用药后的血液浓度、排泄情况、疗效和不良作用。随着对试验药物安全性了解的增加，逐渐提高给药剂量，以便确定将来在病人身上使用的合适剂量。2期是初步了解试验药物对疾病的效果和不良反应情况。3期是在对新药治疗效果初步了解的基础上，扩大研究规模，同目前的标准治疗进行对比，进一步确定新药的治疗效果。通常一种药物按次序完成了1、2、3期临床试验，确定疗效和安全性后，才能被批准上市。

　　每个临床试验都是在保障参加者利益的前提下进行的。有独立的伦理委员会对临床试验的设计方案进行把关，只有在最大限度保障人体试验参加者利益的前提下，伦理委员会才会批准人体临床试验的实施。在参加试验过程中，一旦出现任何意料之外的事件，患者可随时退出和终止研究。

临床试验参加者可以从多方面获益。首先，正式进入试验后，参加者将接受比其他传统治疗更为细致的观察和随访，有权与试验实施医生保持随时沟通。其次，参加者有可能接受目前最新的抗肿瘤治疗。最后，临床试验相关的检查和治疗部分是免费的，有的临床试验还会有经济补贴。

因此，参加临床试验不失为一个很好的选择。

什么情况下可以参加临床试验？

临床试验方案中会明确指出"入选标准"和"排除标准"来确定适合参加这个临床试验的患者。"入选标准"规定哪些患者适合参加这个临床试验，"排除标准"确定什么样的患者不适合参加这个临床试验。符合标准的患者都可以参加临床试验。

如何获得临床试验的信息?

在国内，获取肿瘤药物临床试验信息的途径主要有以下两种:

(1) 医院网站或肿瘤科门诊。

(2) 登录"中国临床试验注册中心"网站查询正在进行的药物临床试验信息。具体查询操作步骤见图3-1。

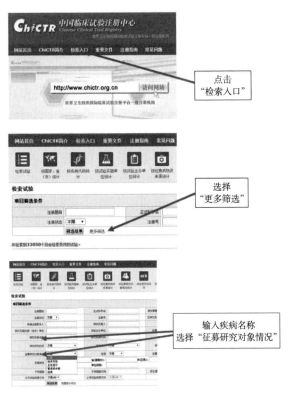

图3-1　查询操作步骤

肿瘤晚期都会出现恶病质吗?

多数肿瘤患者在病情进展过程中，往往表现为进行性的食欲下降、体重下降、营养状况恶化，直至死亡，这就是肿瘤恶病质。恶病质常伴发于慢性疾病，包括恶性肿瘤、慢性阻塞性肺病、慢性心功能不全、慢性肾衰、肝功能不全、艾滋病、风湿性关节炎等。其中，恶性肿瘤的恶病质发病率较高。研究显示，进展期肿瘤患者有 $60\%\sim80\%$ 会出现恶病质，约 20% 的恶性肿瘤患者直接死于恶病质。实际上，恶病质在肿瘤生长的早期阶段即可出现，恶病质并不一定出现在患者骨瘦如柴、病入膏肓的阶段。及时发现，越早干预治疗效果越好。患者处于恶病质状态下接受各种抗肿瘤治疗，不能发挥抗肿瘤治疗的作用，却会增加并发症及毒副作用。

怎样才能发现恶病质？怎样知道其严重程度？

恶病质常常是恶性肿瘤晚期病人的一种表现，多表现为极度消瘦、眼窝深陷、皮肤干燥松弛、肋骨外露、舟状腹等，也就是人们形容的"皮包骨头"的状态。据统计，约一半癌症患者受到过度消瘦的折磨，其中10%～25%患者的死因是恶病质。造成恶病质的原因主要有两个方面，一方面由于肿瘤过度过快生长，尤其是全身多脏器转移后，消耗了大量的热量和蛋白质。当热量和蛋白质从饮食中摄入不足时，机体就会处于分解代谢状态，即消耗分解身体的脂肪和蛋白质，特别是在有出血、发热和继发感染时，这种消耗会成倍增加。另一方面，肿瘤晚期患者不能摄取足够的热量和营养物质，甚至完全不能进食，造成机体所需热量严重不足，就会加重加快消耗的程度和速度。

恶病质分为恶病质前期、恶病质期和难治性恶病质期3期。具体分期标准如下：

（1）体重下降<5%，伴有厌食症、代谢改变者为进入恶病质前期。

（2）6个月内体重下降>5%或BMI<20 kg/m² 者出现体重下降>2%，或四肢骨骼肌指数与少肌症相符者（男性<7.26 kg/m²，女性<5.45 kg/m²）出现体重下降>2%，为开始进入恶病质期。

（3）晚期癌症患者出现分解代谢活跃，对抗癌治疗无反应，WHO体能状态评分低（3分或4分），生存期不足3个月者为已进入难治性恶病质期。

恶病质怎样治疗？

（1）药物治疗：

①孕激素类药物是最早用于治疗恶病质的药物，为目前恶病质一线用药，主要为甲地孕酮和甲羟孕酮。

②肾上腺皮质激素类药物，包括地塞米松、泼尼松龙和甲泼尼龙，可对厌食等症状产生短暂的作用，未见影响体重。

③抗致炎细胞因子，包括己酮可可碱、沙利度胺。

④ω-3脂肪酸、褪黑激素、β受体激动剂等。

（2）营养支持：

食物摄入量的改变是营养治疗及抗肿瘤治疗效果的展现及评价指标之一，营养干预可以有效减轻厌食，增加食欲，改善患者的营养状态。

综上，尚无逆转肿瘤恶病质的特效药，最好方法是减少肿瘤负荷。食欲刺激剂、代谢调节剂、营养支持治疗方法可以暂时维持脂肪储备，但不能有效保持机体瘦组织群含量，短期体重增加只是水潴留所致，无法延长患者的生存时间。在肿瘤持续存在状况下阻断癌性恶病质进展难度较大。

大肠癌术后该如何随访复查？

（1）病史和体检：每3～6个月1次，共2年；2年后每6个月1次，总共5年；5年后每年1次。

（2）监测CEA、CA19-9等肿瘤标志物：每3～6个月1次，共2年；2年后每6个月1次，总共5年；5年后每年1次。

（3）腹/盆腔超声、胸片：每3～6个月1次，共2年；2年后每6个月1次，总共5年；5年后每年1次。

（4）胸/腹/盆腔CT或腹部MRI：每年1次。

（5）肠镜：术后1年内行肠镜检查，如有异常，1年内复查；如未见息肉，3年内复查；然后5年1次，随诊检查出现的大肠腺瘤均建议切除。

（6）PET-CT：不是常规推荐的检查项目。

| 第四章 |

放疗篇

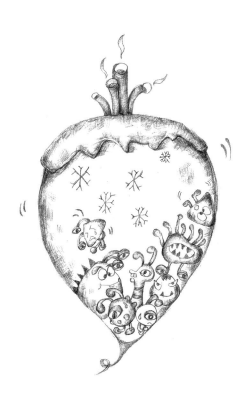

直肠癌需要做放疗吗？什么情况需要放疗？

直肠癌是常见的一种恶性肿瘤，治疗以综合治疗为主，放疗也是直肠癌治疗中一种非常重要的手段。那么，什么情况下需要做放疗呢？

根据国内外指南推荐，早期直肠癌首选肿瘤局部切除手术，中晚期首选根治性手术或经多学科讨论后选择联合治疗方案。对于年老体弱不能耐受手术的患者，放疗是有效的选择。局部晚期直肠癌单纯手术治疗复发风险高，在手术前或手术后行放疗能够显著降低盆腔及手术区域的复发风险。目前，临床上直肠癌放疗的适应证主要包括以下 6 种情况。

（1）术前临床诊断为Ⅱ～Ⅲ期的直肠癌患者，推荐行术前放疗或术前同步放化疗。

（2）术后病理诊断为Ⅱ～Ⅲ期的直肠癌患者，若术前未行新辅助放疗，术后根据病情行辅助放化疗。

（3）局部晚期直肠癌患者，如果术前未行放疗者，必须补充术后同步放化疗。局部晚期不可手术切除的直肠癌，可行术前同步放化疗，以达到缩小肿瘤，争取根治性手术的机会。

（5）局部区域复发的直肠癌，需多学科评估是否有机会再次手术或者行放疗。

（6）初诊时有远处转移、临床诊断为Ⅳ期的直肠癌患者，建议全身化疗或加直肠肿瘤放疗，根据治疗后的疗效重新评估是否可以手术切除，转移灶必要时可行姑息放疗减轻症状。

术前放疗：一般跟化疗同时进行。一旦确诊直肠癌，需要通过胸腹部 CT 及直肠 MRI 等检查进行临床分期，对于临床分期为 T3（肿瘤穿透肠壁固有肌层到达直肠旁组织）和（或）有 N 阳性（区域淋巴结转移）的局部晚期直肠癌患者，推荐先行术前放化疗，且术前同步放化疗宜尽早进行。姑息性放疗一般用于不能手术、局部复发或者有远处转移的患者，一旦发现宜尽早开始，越早放疗就可以越早解除疼痛、梗阻，改善生活质量。总之，对于需要行术前放化疗或姑息性放化疗的直肠癌患者，治疗宜早不宜迟，越早治疗，效果越好。

术后放疗：根据直肠癌不同部位有所区别。对于高位直肠癌一般先进行术后化疗，术后放疗可以在化疗结束后再进行；中低位直肠癌术后放疗宜尽早进行，能够同时行术后同步放化疗更好；对于低位直肠癌术后放疗或术后同步放化疗应在术后立即进行，在全身化疗前进行效果最好，延迟放疗会降低疗效。

对于已有肝、肺、骨等部位转移的直肠癌患者，治疗以全身化疗为主，手术与否需要经过多学科讨论后决定。对于化疗效果欠佳或骨转移疼痛症状加重的患者，放疗宜及时进行。

放疗的副作用很大吗？可以不做放疗吗？

认为放疗的副作用很大其实是不完全正确的。临床上建议耐受不了手术的患者选择放化疗，耐受不了化疗的可以考虑单纯放疗。因此，放疗对于身体状况的要求是比较低的，通常是可以耐受的，而且放疗一般进行时间比较长，出现副作用比较大时，可以随时暂停或终止放疗。常说放疗副作用大，其实大多指的是鼻咽癌、喉癌等肿瘤的放疗，因为部位特殊、结构复杂、放疗剂量高，同时还要应用顺铂等同步化疗等原因，导致放疗处局部皮肤破损、溃疡、吞咽疼痛等反应，使患者在治疗末期非常痛苦，耐受性下降。而直肠癌的放化疗与其他常见肿瘤放化疗相比副作用要轻得多。因为照射剂量较低，而且联合口服卡培他滨，放疗一般不会造成明显的骨髓抑制。因此，患者及家属大可不必因为担心放疗副作用大而放弃本应该接受的放疗。

直肠癌放疗会出现哪些不良反应？该如何应对？

如何预防化疗
期间出现的感染

放疗初期：一开始大部分病人没有明显不适，能正常生活，少数病人出现胃肠道不适、大便干燥，建议适当增加蔬菜等富含膳食纤维的食物，保持排便规律，临床上通常不需要特殊处理。

放疗中后期：

（1）大便次数改变。

一方面，直肠癌肿块导致大便不畅，排便变得不规律，每日的次数不同；另一方面，由于放射线所导致的放射性直肠炎也会使大便次数增多，表现为里急后重，同步口服卡培他滨亦可导致肠道有反应。

（2）肛门烧灼感。

大多是因为肛周皮肤出现放射性皮炎，另外，下端直肠及肛管部位放疗时出现局部软组织水肿及炎症反应也会使肛门部位有烧灼感，一般2～3周就会痊愈。对于放射性皮炎，重在预防，应该保持照射野皮肤（主要是肛周皮肤）清洁干燥，穿着透气性和吸湿性良好的纯棉内衣，避免使用碱性肥皂清洗，排便后及时用温水淋洗即可，避免局部机械性刺激（如粗毛巾用力擦洗、手抓挠等）。若皮肤无红肿、破溃，可使用放疗皮肤保护剂，外用止痒洗剂，如炉甘石洗剂等；若出现红肿、破溃、水泡甚至溃疡，需保持创面清洁、不受污染，并可使用外用抗菌剂；保持干燥，可使用红外线照射等；促进创面愈合，可给予康复新液外用或者灌肠，合理使用水胶类敷料等。严重者需要补液、激素治疗，必要时暂停放疗。

（3）放射性直肠炎。

急性放射性直肠炎一般在放疗结束后 2 周左右症状最为明显，随后会慢慢减轻，大概 3～4 周大部分病人的主观症状消失。

放射性直肠炎在直肠癌的放疗过程中不可避免地会出现，有急性和慢性之分。急性放射性直肠炎是因为直肠黏膜受到的电离辐射超过其耐受剂量，在放疗半年内出现急性直肠炎症的反应表现；慢性放射性直肠炎是由急性放射性直肠炎未经系统治疗，病情迁延所致，或者在放疗半年后出现直肠间质纤维化、闭塞性血管内膜炎，从而引起直肠局部组织缺血，肠道慢性炎症、狭窄、溃疡和瘘管形成等。按照 RTOG/EORTC 急性放射损伤分级标准，将急性放射性直肠炎分为 5 级：0 级，无变化。Ⅰ级，大便次数增多或大便习惯改变，无须用药或无直肠不适，无须镇痛治疗。Ⅱ级，腹泻，需用抗交感神经药；黏液分泌增多，无须卫生垫；直肠或腹部疼痛，需镇痛药。Ⅲ级，腹泻，需肠胃外支持；重度黏液或血性分泌物增多，需卫生垫；腹部膨胀（腹部 X 线片显示肠管扩张）。Ⅳ级，急性或亚急性肠梗阻；瘘或穿孔，胃肠道出血需输血，腹痛或里急后重，需置管减压，或肠扭转。临床上最为常见的是Ⅰ～Ⅱ级急性放射性肠炎，Ⅲ级以上放射性肠炎较少见。

处理原则：Ⅰ级放射性肠炎一般不需要特殊处理；Ⅱ级急性放射性肠炎可以给予口服思密达或者易蒙停做止泻处理，如果肛门坠痛明显可以给予西乐葆、散利痛甚至曲马朵做镇痛处理，有时临床上会给予灌肠处理；Ⅲ级放射性肠炎需要灌肠、静脉补液、静脉营养，甚至给予抗生素等。临床上会根据患者出现不同级别的放射性肠炎给予相应的处理措施以减轻症状，绝大多数病人都能够安全地完成新辅助放化疗或术后辅助放化疗。

（4）白细胞减少。

直肠癌放疗过程中有可能出现白细胞、血小板、红细胞等血细胞减少，这就是通常所说的骨髓抑制。直肠癌放疗期间，大部分患者不会出现严重的骨髓抑制，能够顺利完成放疗，但有少数病人放疗及放化疗期间会出现骨髓抑制。骨髓抑制分为Ⅰ、Ⅱ、Ⅲ、Ⅳ度（骨髓抑制涉及白细胞、红细胞、血小板，这里以白细胞为例），如果是Ⅰ度骨髓抑制（白细胞在 $3.0 \times 10^9/L \sim 4.0 \times 10^9/L$），放疗可以正常进行，这时可以口服升白细胞药物治疗；如果是Ⅱ度骨髓抑制（白细胞在 $2.0 \times 10^9/L \sim 3.0 \times 10^9/L$），需要使用粒细胞刺激因子治疗，尽快升高白细胞，白细胞比较稳定的情况下放疗可以正常进行；如果是Ⅲ度骨髓抑制（白细胞在 $1.0 \times 10^9/L \sim 2.0 \times 10^9/L$），根据患者情况决定是否需要暂停放疗，使用粒细胞刺激因子治疗以升高白细胞，白细胞升至正常范围后监测血常规；如果达到Ⅳ度骨髓抑制，即白细胞少于 $1.0 \times 10^9/L$，这个时候要特别重视，需立即停止放疗，门诊病人需急诊收住院观察并升高白细胞，同时预防感染的发生，必要时使用抗生素，待白细胞升高后再考虑恢复放疗。放疗期间的病人每周必须定期检查血常规，如果出现白细胞降低，根据情况及时治疗；放疗期间也可以使用一些辅助的口服药物以防止白细胞降低。需要说明的是，病程迁延、营养状况很差的患者容易出现骨髓抑制；对于接受术后放化疗的患者，已接受过多个周期放化疗的出现骨髓抑制的可能性有所升高。对于绝大多数患者来说，在身体状况较好的情况下，接受术前同步放化疗很少出现Ⅲ、Ⅳ度骨髓抑制，不会因为骨髓抑制而停止放化疗。因此，患者及其家属对于放化疗期间出现的骨髓抑制不必过分担忧。

接受放疗后是否会引发第二肿瘤?

放疗作为肿瘤的主要治疗手段之一,也会出现一些相应的副作用,放疗引发第二原发肿瘤理论上是成立的,因为放射线可以导致生殖细胞基因突变,引起新生儿畸形等,所以孕妇要避免接触放射线。放射线也可引起体细胞突变,产生第二原发肿瘤。放疗所引起的第二原发肿瘤主要病理类型为鳞癌和肉瘤,发生概率很低,几乎可以忽略不计,出现时间也大多在 5～10 年以后,所以接受放疗的病人不要有太多这方面的顾虑。

直肠癌常用的放疗模式和技术是什么?

直肠癌的放疗模式主要分为两种,普通放疗(简称"普放")和精准放疗。普通放疗所用的技术主要有前后两野对穿照射,一后野加两侧野的治疗方式在一些基层医院以及经济欠发达地区使用比较普遍。优点是技术简单,实施起来方便,费用比较低;缺点是无差别照射,正常器官受照射剂量高,像肠管、膀胱等不能得到很好的保护,放疗副作用大。精确放疗包括三维适形放疗(3D-CRT)、调强放疗(IMRT)、螺旋断层放疗(TOMO)等,应用计算机技术,从不同角度给予靶区剂量,可以更好地避开肠管和膀胱等正常组织,或者让肠管和膀胱所受的剂量减少,从而达到保护肠管和膀胱的目的。此外,还有质子、重离子放疗,利用射线本身的特点减少肠管和膀胱等正常器官所受的剂量,在保证治疗区域受量时,使周围正常组织不受或少受照射。

什么是氩氦刀、伽马刀、质子刀? 有什么区别?

氩氦刀是一种微创超低温冷冻消融肿瘤的医疗技术。氩气可以产生制冷作用,迅速使周围温度降至 $-120 \sim -170$ ℃;氦气可以产生加热作用,使局部温度从零下 100 多摄氏度迅速上升至 $20 \sim 40$ ℃。利用 CT 或 B 超准确定位,将穿刺针置入肿瘤中心,让肿瘤组织反复变冷和变热,巨大的温度变化让肿瘤组织坏死,导致肿瘤死亡而达到治疗肿瘤的目的。

伽马刀是利用伽马射线杀灭肿瘤的一种治疗方法。由多个方向的伽马射线汇聚到病灶形成局部高剂量区来消灭肿瘤病灶。

质子刀是利用质子束来消灭肿瘤的一种治疗方法。质子束进入人体后,在体内与正常组织或细胞发生作用的机会较低,当到达肿瘤组织的特定部位时,再迅速释放能量,从而尽可能多地杀死肿瘤细胞,尽可能少地损伤周围正常组织。

哪些情况可以接受重离子放疗？

重离子放疗对设备要求极高，治疗费用也非常昂贵。对于部分特殊部位，周围有重要器官需要保护的肿瘤如脑瘤、鼻咽癌、肺癌等存在一定优势，对于一些病理类型的肿瘤如软骨肉瘤、腮腺癌等也有一定优势，还有一些对 X 射线不敏感的肿瘤也可以选用重离子治疗。对于直肠癌这种空腔器官肿瘤，虽然重离子放疗在减少周围小肠等正常器官受照射剂量上有一定作用，但直肠癌也不宜接受太大的照射剂量，否则会造成穿孔。目前，对于重离子治疗效果是否明显优于现有治疗装备，是否能提高肿瘤治愈率和生存率还有待观察。

因此，重离子治疗并非对全身所有的肿瘤均具有明显的疗效优势，也并非在治疗上花费越大效果越佳。建议患者及家属根据自己的经济条件、肿瘤特点等实际情况选择合适的放疗方法。

第五章

介入篇

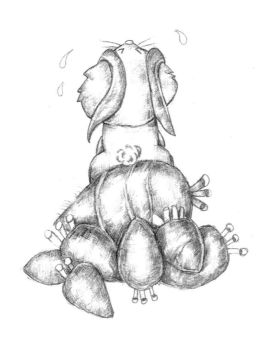

老人 80 岁，大肠癌合并肠梗阻，不开刀可以吗？

　　和青年人相比，老年人的肠道蠕动弱，若罹患大肠癌，更容易合并肠梗阻，导致腹胀、腹痛、恶心、呕吐等症状，甚至出现休克并危及生命，需要及时就诊。80 岁的年龄并不是手术的禁忌，而要根据患者的身体状况选择手术的方式，身体素质好的可以同时手术解除肠梗阻并切除肿瘤，身体素质差的可以先手术解除肠梗阻，解决排便的问题，等身体复原后再考虑能否手术切除肿瘤。但是，如果体质弱、病情急，可以考虑不开刀，而采用介入的方法来暂时解决肠梗阻的症状，为后续的内科治疗或外科手术争取时间。例如对于左半结直肠癌患者，可以置入支架，即经肛门在大肠里面装一个金属网状的装置，这样可以把患有肿瘤的那部分肠管内腔撑起来，梗阻的肠道就恢复通畅了。因此，80 岁的老人肠癌合并了肠梗阻，有时还真的可以不开刀。

肠道里可以放支架吗？

内镜下置入金属支架治疗

　　支架是一种金属的网状管形结构，大多数是镍钛合金做成的，这种支架有温度记忆功能，遇热会膨胀，置入人体内可以恢复到原来的形状。一些食道癌患者由于梗阻而不能进食，可以通过放置支架来恢复进食。大肠癌导致的肠梗阻同样可以用支架进行治疗，这是因为大肠癌的切除率高，即使不能完全切除肿瘤，也可以用"改道"的方法来治疗大肠梗阻。

　　对于不能手术切除并伴有梗阻的大肠癌患者，医生可以通过肛门，先用很细的导丝跨过梗阻部位，随后沿着导丝把支架送入到大肠梗阻的部位，释放支架，支架会膨胀开来形成一个新的管腔，从而解决排便的问题。目前能够采用支架治疗的大肠梗阻还局限于直肠、左半结肠以及横结肠的左侧一半。未来随着介入器械的改进，医生能把支架释放到右半结肠，那将缓解更多患者的痛苦。

大肠癌引起的低位肠梗阻，胃管减压有用吗?

大肠癌常常合并肠梗阻，会引起梗阻近端的肠管扩张，患者有腹胀难忍的症状。最快缓解症状的方法是插管减压。提到胃肠减压，很多人自然会想到插胃管。胃管是将减压管经鼻腔引入胃腔内，主要用于上消化道引起的高位梗阻，如胃、十二指肠和近端小肠，疗效显著，但对大肠癌引起的低位肠梗阻临床效果不明显。对于大肠癌引起的低位肠梗阻，可以经肛门引入专用的肠减压导管，导管在导丝的引导下，通过肿瘤引起的梗阻段进行负压吸引减压，从而缓解症状。这种导管头端有一个球囊，在导管通过梗阻的部位后，可以充盈球囊，防止导管脱出。专用的肠减压管不仅可以吸引出肠道的积气，还可以吸引出积聚的粪便，患者的临床症状会大为改善。

大肠癌术后复发了，有什么办法缓解疼痛?

大肠癌术后复发是指手术局部区域再次出现肿瘤或者淋巴结转移。对于肿瘤侵犯引起的疼痛或淋巴结压迫神经引起的疼痛，可以采用西乐葆、曲马朵、吗啡、羟考酮、芬太尼等药物治疗。而对于难治性疼痛，医生可以采用腹腔神经丛阻滞技术来协助内科医生进一步缓解患者的疼痛症状，改善患者的生活质量。同时，放疗、化疗和生物靶向治疗等可以控制肿瘤的进展，对缓解大肠癌晚期的疼痛也有疗效。医生还可以穿刺局部肿瘤，植入放射性碘125粒子进行内照射治疗。

大肠癌肝转移的介入治疗方法有哪些? 在什么情况下选择介入治疗?

"介入"是一个外来词，是指在影像的引导下开展的微创治疗。这些影像包括超声、X线、CT和核磁共振以及数字化减影（DSA）等。与传统的外科手术相比，介入手术的创伤更小。另外，介入手术必须在影像设备的引导下完成。

由于肠道血液向肝脏回流的特性，大肠癌发生肝脏转移的比例很高。据报道，15%～25%的大肠癌患者在确诊时即合并有肝转移，5%～25%的患者将在原发灶根治术后发生肝转移。由于肝脏是一个血管丰富的器官，大肠癌肝转移通常采用传统的内外科治疗方式，有时也需要联合介入治疗。介入的治疗方法包括肝动脉化疗栓塞（TACE）、微波、射频、冷冻消融和碘125粒子植入等。

肝转移介入治疗方式的选择应根据患者具体情况而定。一般来说，单发的较小的肝转移可采用消融治疗，多发肝转移可采用TACE治疗，化疗未能控制的肝转移应该联合多种介入治疗方法，而对于病灶邻近心脏、肠管等危险部位，不合适做消融治疗时，可以采用碘125粒子植入。

治疗大肠癌肝转移，"冷兵器"是什么？

有多种方法可以治疗大肠癌肝转移。对于单个病灶且小于3 cm的转移灶，可以采用介入的微波消融或者射频消融，从而达到完全毁灭肿瘤组织的效果。微波和射频都是通过局部温度升高的方法，使得肿瘤组织蛋白质凝固，这个过程有一点像"煮鸡蛋"。还有一种消融，采用的是冷冻方法，也称氩氦刀。这种方法将针插入肿瘤内部，交替通入氩气和氦气，液态的氩气可以让针冷却－120～－170 ℃，氦气又将针加热至20～40 ℃。零下100多摄氏度只需几秒，就可以使肿瘤局部快速冷冻凝固，形成一个冰球。肿瘤细胞膜在温度骤然变化的过程中发生破裂，导致局部肿瘤组织的灭活。所以，医生也戏称氩氦刀为"冷兵器"。

曾经做过直肠癌手术，现在又不通畅了怎么办？

直肠癌手术后再次出现排便不畅，需要区分是肿瘤复发，还是手术后的疤痕导致吻合口狭窄。如果是肿瘤复发，需要和外科医生或肿瘤科医生联系，针对复发的肿瘤进行治疗，才能解决排便不畅的问题。如果是手术后的疤痕所致，即良性狭窄，医生在X线的透视下，经肛门送入一根很细的球囊导管，到达吻合口狭窄的地方，充盈球囊，依靠球囊的膨胀力，对吻合口的狭窄起到扩张的作用。绝大多数患者经过介入的球囊扩张，就能恢复肠道的通畅。

大肠癌也会引起黄疸吗？

　　提到黄疸，很多人会想到肝脏或者胆管出了问题，那么大肠癌患者也需要注意黄疸的问题吗？答案是肯定的，大肠癌患者如果出现小便颜色加深、变黄，以及眼睛（巩膜）和皮肤颜色变黄，需要及时到医院复查。关于大肠癌患者出现黄疸的原因，一是大肠的淋巴会沿着肠系膜方向向根部回流，而系膜根部邻近胆总管，转移的淋巴结肿大可能压迫胆总管，从而导致梗阻性黄疸；二是肠癌容易向肝脏转移，如果转移的病灶邻近肝门，压迫肝总管，也会导致梗阻性黄疸；三是大肠癌合并广泛的肝脏转移时，也会因为肝功能受损导致黄疸症状的出现。总之，如果大肠癌患者出现黄疸症状，常常提示病情加重，需要积极的处理。医生利用经皮经肝的途径，可以对梗阻性黄疸进行治疗，通过外引流或金属支架植入来缓解黄疸的症状，并改善肝脏功能，为进一步的综合治疗创造条件。

| 第六章 |

造口篇

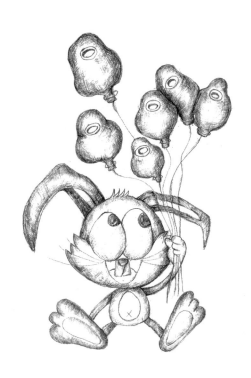

什么是肠造口？肠造口的主要功能和类型有哪些？

肠造口是指因治疗疾病的需要，通过手术将一段肠管拉出腹腔，缝合于腹壁切口上，用于排泄粪便。健康的肠造口一般呈圆形，黏膜呈牛肉红色，表面湿润有光泽，略高于皮肤 1～2 cm。肠造口的主要功能，一是临时性转流粪便，为吻合口的愈合创造一个相对清洁的环境，以利于吻合口的生长；二是代替人体自身的肛门，作为永久排出粪便的通道。

根据造口的肠段位置分为回肠造口、升结肠造口、横结肠造口、降结肠造口、乙状结肠造口和其他部位的肠造口，根据造口的形式分为单腔造口和袢式造口。单腔造口是指一根肠管横断面切断，断端放置于腹壁；袢式造口是指一根肠管切开（不切断），将切开的肠管拎出后置于腹壁。根据造口是否可以回纳分为永久性肠造口和临时性肠造口。

做了肠造口以后，还能回纳吗？

原则上只要原来的手术保留了大肠癌患者自身的肛门，均可以进行造口回纳。但能否回纳、具体的回纳时间和方法均要由外科医生评估后才能决定。

如何更换肠造口袋?

更换肠造口袋的步骤如下。

（1）清洗：用软毛巾浸泡温水后，轻轻擦拭造口及造口周围皮肤，直至干净无粪便为止。清洗和擦拭并不会让患者有疼痛感，所以不用担心。但造口本身是肠道的一部分，它的表面布满很多毛细血管，所以在清洁过程中受损的情况很普遍，只需用纸巾轻按渗血部位片刻即可。但若粪便有血或血从造口内流出，需及时就医。

（2）测量：测量造口处腹部皮肤开口的大小，建议造口袋开口要较皮肤开口大 2～3 mm，不可太大或太小。太大则皮肤外露，使粪便刺激造口周围皮肤；太小则压迫造口，影响造口的血液循环，同时也有可能割伤造口。

（3）使用造口附件产品：根据造口护理的实际需要适当选用造口附件产品，如造口粉、皮肤保护膜、防漏膏等，也可以在造口师的指导下选用。

（4）选择合适的造口袋：造口袋的选择是依据造口患者的具体情况而定的，如造口位置、造口术后时间的长短、粪便性状、造口形态大小、造口周围皮肤情况、造口有无并发症、经济条件等。

（5）粘贴造口底盘和造口袋：建议在空腹或进食后 3 小时更换造口袋，以免造口处粪便持续流出，影响粘贴造口袋。

（6）佩戴造口腰带或造口腹带：佩戴造口腰带能增强造口患者的安全感，延长造口袋的使用时间。造口腹带对造口旁疝有一定的预防作用。

造口护理产品有哪些？

常用的造口护理产品包括造口袋和造口附件产品。

造口袋按结构分为一件式造口袋（见图 6-1）和两件式造口袋（见图 6-2）。

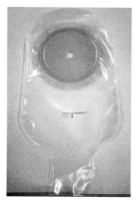 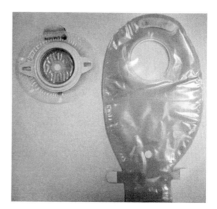

图 6-1　一件式造口袋　　　图 6-2　两件式造口袋

按功能分为开口袋（见图 6-3）和闭口袋（见图 6-4）。

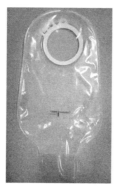 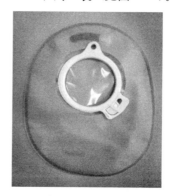

图 6-3　开口袋　　　图 6-4　闭口袋

按颜色分为透明袋（见图 6-5）和非透明袋（见图 6-6）。

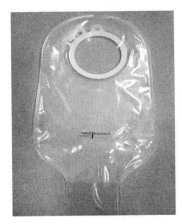
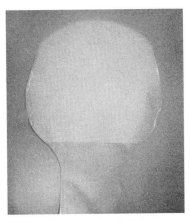

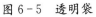

　图 6-5　透明袋　　　　　　图 6-6　非透明袋

按是否含有碳片分为自带碳片造口袋（见图 6-7）和不带碳片造口袋（见图 6-8）。

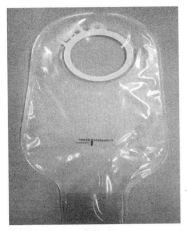
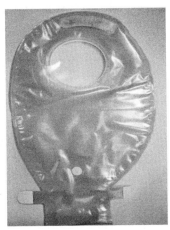

　图 6-7　自带碳片造口袋　　　图 6-8　不带碳片造口袋

按底盘分为平面底盘造口袋（见图 6-9）和凸面底盘造口袋（见图 6-10）。

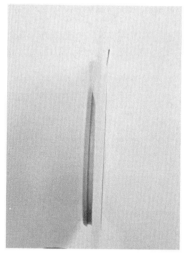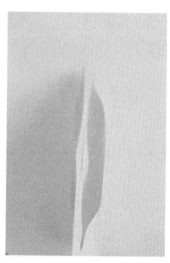

图 6 - 9　平面底盘造口袋　　图 6 - 10　凸面底盘造口袋

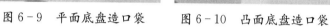

　　造口附件产品有防漏膏、防漏条、防漏贴环、皮肤保护粉、皮肤保护膜、碳片、夹子、除胶剂（剥离剂）、清香剂、腰带、弹力胶贴、造口腹带等（见图 6 - 11～图 6 - 22）。

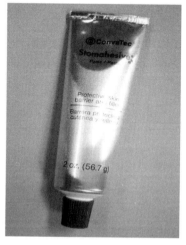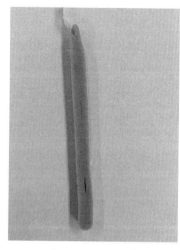

图 6 - 11　防漏膏　　　　　图 6 - 12　防漏条

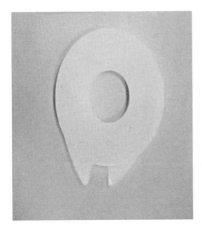

图 6-13　防漏贴环

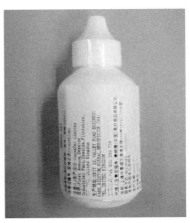

图 6-14　皮肤保护粉

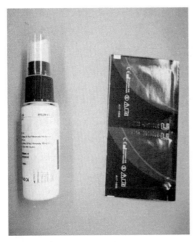

图 6-15　皮肤保护膜

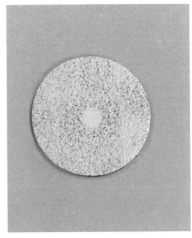

图 6-16　碳片

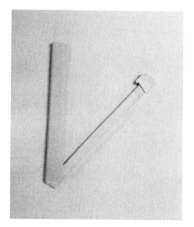

图 6-17　夹子

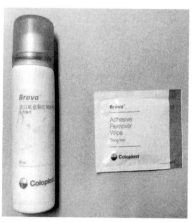

图 6-18　除胶剂（剥离剂）

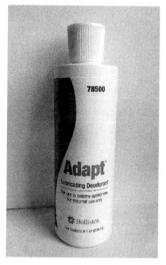

图 6-19　清香剂

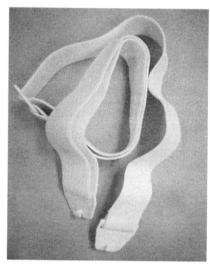

图 6-20　腰带

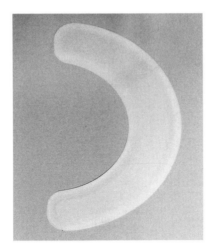

图 6 - 21 弹力胶贴

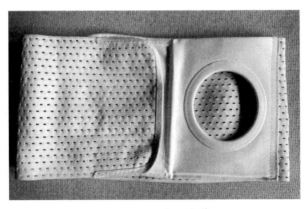

图 6 - 22 造口腹带

肠造口护理的注意事项有哪些？

做好肠造口的日常护理，可延长造口患者造口袋的使用时间，保护造口周围皮肤，减少造口并发症的发生，提高造口患者的生活质量。应注意以下几点。

（1）撕除造口底盘时，不可强硬撕下，必须一手固定造口底盘边缘皮肤，一手缓慢将造口底盘撕除。若不易撕除时可用湿的纱布湿润造口底盘边缘再撕除。

（2）平时利用自然光观察肠造口周围皮肤，检查是否有红疹、破皮、溃烂等。观察造口排泄粪便的颜色、性质、次数、量和气味。

（3）正常情况下，撕除的造口底盘背面应该是平整的、干燥的，若有粪便残留于造口底盘背面，则表示造口底盘与造口旁皮肤未紧密粘贴，出现了大便渗漏。仔细检查造口周围皮肤，若皮肤褶皱、不平整，则须以防漏膏填平。

（4）盛有粪便的造口袋可用旧报纸包裹，再放入垃圾袋中，扎好袋口后丢弃。切不可放进厕所内冲走，以免引起堵塞。

（5）造口若无并发症，只须用温水清洗即可。务必将残胶清洗干净，如有较多毛发，建议定期用脱毛膏祛除毛发，然后再粘贴造口袋。切勿用碘附、酒精等清洁造口及周围皮肤，这样会刺激造口从而引起皮肤干燥、脱皮。

（6）若造口患者自身的肛门没有切除，则会有排便的感觉，可以去厕所进行排便行为。同时，自身的肛门也时常会有黏液排出，黏液呈透明或者浅黄色，这属于正常现象，不用过于紧张或焦虑。

（7）通常回肠造口粪便为软稀状，结肠造口粪便为固体状。但凡是造口、造口周围皮肤、造口排便功能等任一情况出现异常，需及时到医院就诊。

（8）造口袋和造口附件产品应放置在干燥避光的地方，并在有效期内使用。

有了肠造口后，应该如何合理饮食？

肠造口手术后并没有非常严格的饮食禁忌。但为了保证营养的摄取和大便的及时排出，建议造口患者采用高蛋白、高维生素、高膳食纤维的饮食模式。进食蛋类、豆制品类、鱼虾类、蔬菜水果类食物，并合理安排比例（蛋白和膳食纤维比例是 3：7）。回肠造口因为排出的粪便呈软稀状，丢失的水分和电解质较多，所以每天的饮水量至少达 1500～2000 ml，并额外补充多元维生素和电解质，可以吃一些多元维生素片剂。如果造口手术后食欲不佳，可以咨询造口师或营养专科医生，进行营养制剂的补充。尝试某种新食物时，最好不要一次进食过多，无不良反应时，可逐渐加量。造口患者应避免手术后体重增加过多，以免提高造口并发症发生的概率。

有了肠造口后，能参加体育锻炼吗？

造口是不会阻碍体育锻炼和适当体力劳动的，患者可以根据自身的条件选择一些力所能及的运动，如打太极拳、散步、跑步、爬山等。但应尽量避免贴身或是会发生激烈碰撞的运动，如摔跤、篮球、足球等，也不建议造口患者抱婴幼儿，因为这样容易撞击到造口。也应避免会导致腹内压急剧升高的运动，如举重、拎重物等，以减少造口旁疝的发生次数。

有了肠造口后，还能洗澡吗？

有了肠造口后，并不会剥夺造口患者沐浴的乐趣。水可以直接和肠造口接触，不会对造口有不良影响，因此可以选择不带造口袋直接洗澡，但水温不宜过高。如果选择贴着造口袋洗澡，最好在造口底盘的边缘贴上防水胶带，或在腰间缠绕保鲜膜，以免沐浴时水渗入底盘，影响造口底盘的稳固性。因为造口本身没有控制大便的能力，为防止大便污染洗澡水，建议造口患者采取淋浴的洗澡方式。

有了肠造口后，还能有性生活吗?

　　大部分的造口患者是可以恢复性生活的。性生活对造口不会有不良影响，选择合适的时间和体位，完全可以高质量地完成性生活。但由于造口袋的佩戴，可能会影响性生活的体位和方式，如果和伴侣调整后，效果还是不理想，可以咨询医生，从而改善性生活的不和谐之处。即使早期性生活不成功也不要失去信心，有时因为手术切除范围的需要及药物的影响，某些与性功能相关的组织结构可能会受到损伤，在某种程度上影响性功能。不过随着身体恢复，一些损伤也会逐渐修复好转，必要时可寻求医护人员的帮助。最重要的是造口患者要充满信心，取得配偶的理解，消除顾虑和恐惧心理。适度、和谐、有规律的性生活能增强造口患者的自信心，有利于造口患者的康复，改善生活质量。

有了肠造口后，还能工作、学习吗?

　　肠造口手术后，一般需要一段时间来康复，当体力完全恢复时，便可以恢复工作和学习。术后第一年应当尤其注意避免重体力劳动，避免从事搬运、举重或提重物工作。必要时可佩带造口腹带，以预防造口旁疝的发生。

有了肠造口后，还能生育吗？

无论是男性患者还是女性患者，接受肠造口手术后仍可以生育。但是放射性治疗会影响生育能力，如果需要放疗，建议在放疗前留取精子或卵子，为后期生育留下希望。在化疗期间，因为化疗药物可能对胎儿有致畸性，所以化疗期间不建议怀孕，具体的怀孕时间要向医生详细咨询。对于年轻女性造口患者而言，保持积极乐观的心态对于受孕是必不可少的，无并发症及自然顺产也是可能的。药物治疗、辅助生殖技术（子宫内受精、试管内受精或细胞内精子注射等）已广泛应用于不孕不育的治疗，所以不必过于担心。当决定受孕时，应及时与外科医生、造口师、妇科医生进行详细的商讨。当然，女性造口患者在孕期会受到多方面的影响，如多种常规处方药可能会影响胎儿，建议在受孕之前与医生探讨所服药物是否对胎儿有影响。会阴部手术引起的瘢痕组织可能使自然顺产变得更为复杂。产后可能会出现造口脱垂。对于难以受孕的患者来说，是可以选择体外受精的。在年轻造口患者中，可能会出现意外怀孕。在未做好充分准备之前应做好避孕工作。同时，具有家族性遗传病史的造口患者，应当向医生咨询后再决定是否受孕。

有了肠造口后，还能出去旅行吗？

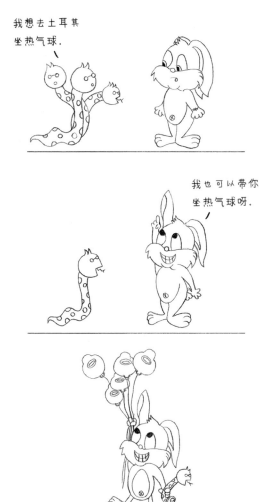

　　造口患者在自身体力恢复后，可以外出旅游，领略大自然风光，陶冶情操，调节身心，但在旅行中要注意以下几个问题。

　　（1）路程选择：要遵循由近到远、由易到难的原则。这样可以使自己逐渐适应在外的生活，更有利于克服造口带来的一些意想不到的问题。

　　（2）物品准备：应携带比平常更多数量的造口袋，以备出现水土不服导致腹泻的情况。部分造口袋应放在随身的行李中，以便随时更换，并将其余造口袋分别装在不同的行李箱内，以免行李箱丢失时手忙脚乱。在飞机上由于压力的变化，胃肠积气会多一些，宜使用开口袋或配有碳片过滤的造口产品。无论到哪里旅游，最好事先了解当地造口师的出诊情况，以便出现紧急情况时，能够及时得到帮助。

　　（3）饮食选择：注意饮食卫生，尝试新品种的食物时，应尽可能少食，以免引起腹泻。

有了肠造口后，就只能粘贴造口袋吗？

很多年轻的肠造口患者在术后继续走上工作岗位，为了避免在工作学习中引起尴尬和不便之处，选择不粘贴造口袋，以重拾信心，增加社交活动，从而提高生活质量。管理造口的方法有三种，第一种是自然排便法，第二种是造口灌洗法，第三种是造口栓定期排便法。自然排便法就是常规使用造口袋法。造口灌洗法是在造口处灌入一定量的水进入结肠，从而刺激肠道排出粪便，使得造口在两次灌洗间隔内没有或者仅有少量的粪便排出。灌洗的优点在于使患者养成定时排便的习惯，保持24～48小时无粪便排出，灌洗后只需用一块纱布盖在造口上或使用迷你型造口袋。减少臭味、皮肤刺激和佩戴造口袋的次数，可以节省造口袋的费用。通常一套灌洗器可用1年半到2年。但结肠灌洗一开始需要造口师指导，患者也需要一段时间（通常3个月）的适应。造口栓是一种特殊的造口护理用品，通过堵塞造口而控制粪便，由特殊泡沫压缩制成。塞入造口后，栓子表面的包膜即刻溶解，里面的泡沫吸收粪便后膨胀而堵塞造口，从而防止粪便外泄。造口栓的特点在于可以除臭、无声音、无袋控制，更为隐蔽和方便。但价格昂贵，而且少数栓子易脱落、渗漏，只适合单腔结肠造口，并且在结肠灌洗后使用更加合理。因此，有了肠造口后，并不是只能贴造口袋，还有其他方式供造口患者选择。

肠造口患者出院后可能会出现的并发症有哪些？

常见的肠造口并发症有缺血坏死、造口水肿、造口回缩、造口皮肤黏膜分离、造口狭窄、造口脱垂、造口出血、肉芽肿等。

造口周围皮肤并发症有刺激性（粪水性）皮炎、过敏性皮炎、真菌感染、机械性损伤、造口旁疝等。

刺激性（粪水性）皮炎有哪些表现？该如何处理？

粪水与造口周围皮肤长时间接触后，产生皮肤红斑、溃疡等炎症表现，这主要是由底盘内圈裁剪不合适、造口更换方法不正确、底盘粘贴时间过长等原因所致。处理方法：底盘内圈的大小应裁剪合适，一般直径大于腹部皮肤开口 1～2 mm，回肠造口患者可常规使用防漏膏。造口周围皮肤不平坦时，造口袋粘贴后应保持体位不变 10～15 分钟，并用自己的手轻轻地按压在底盘处，使其在体温的作用下与皮肤粘贴得更牢固。造口底盘使用时间不宜过长。

过敏性皮炎有哪些表现？该如何处理?

常用的造口产品均可引起接触性过敏，皮肤接触部位出现红斑、水疱。放化疗期间由于身体免疫力下降，也容易出现造口底盘过敏。处理方法：明确过敏原，更换其他品牌的造口产品。在粘贴底盘前将皮肤清洗干净，然后外涂抗过敏软膏，保留 15～20 分钟，再用清水洗净，擦干后，可先用水胶体敷料粘贴皮肤再贴造口底盘。必要时可口服抗过敏药物，以缓解瘙痒症状。严重过敏者或治疗无效者应就诊皮肤科。

造口旁疝有哪些表现？该如何处理?

造口旁疝是由于各种原因使小肠或结肠经造口侧方脱出。表现为造口周围胀痛；造口旁有肿块，肿块在站立时出现，平卧时消失或缩小。引起的原因有腹壁肌肉薄弱、肥胖、营养不良、多次腹部手术、长期腹内压增高、慢性咳嗽、便秘等。处理方法：建议预防性使用造口腹带；遵医嘱控制慢性咳嗽，造口患者在咳嗽时用自己的手按在造口处，以减轻腹壁的震动；避免肥胖和过度消瘦；限制剧烈活动及抬举重物；保持大便通畅。发生造口旁疝后，造口灌洗者应停止灌洗。若出现肿块不能回纳并伴随剧烈腹痛、恶心呕吐等症状请立刻就诊。造口旁疝出现后建议择期行手术治疗。

| 第七章 |

静疗篇

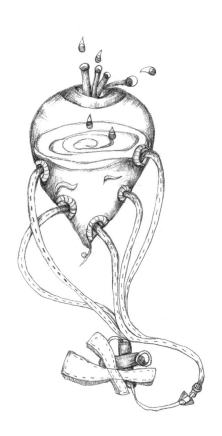

可以使用静脉留置针进行化疗吗？

静脉化疗时有外周静脉和中心静脉两种通路可供选择。具体选择哪一种血管通路，取决于患者的化疗方案、输入药物的性质、治疗周期、患者的血管条件、患者的需求及维护能力等。静脉留置针（见图 7-1）是外周静脉通路中的一种，有减少反复穿刺、活动方便、价格便宜等优点，对于单次输液时间大于 4 小时，预计输液治疗小于 6 天，且所输注药物为非刺激或刺激性较小的，可以选择静脉留置针进行化疗，并在化疗当日输液结束后拔除留置针。对于化疗时间长，输入药物为强刺激性的和发疱剂的还是应该选择中心静脉导管。

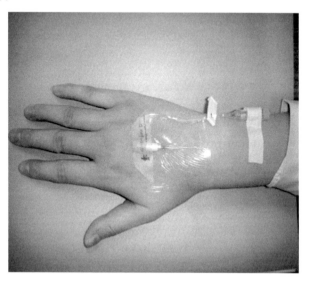

图 7-1　静脉留置针

在化疗输液中常用的中心静脉导管 CVC、PICC、PORT 分别是什么？

CVC 是一种普通的中心静脉导管（见图 7-2），是指经皮肤直接在颈内静脉、锁骨下静脉或股静脉进行穿刺，并沿血管走向直至中心静脉（上腔静脉、下腔静脉）的导管。这种导管价格较便宜，一般只用于短期治疗的患者（6 周以内），对于需长期静脉输液治疗的化疗患者不建议使用。当患者出现上腔静脉综合征等不适宜在上肢进行输液时，可以在下肢股静脉置管进行化疗输液。

PICC 又称经外周置入的中心静脉导管（见图 7-3），是指经肘部静脉或上臂静脉穿刺置入，导管尖端被送达上腔静脉的导管。PICC 为患者提供中、长期的静脉输液治疗，可留置数月至 1 年，对于计划化疗周期在 1 年以内的患者可以使用。

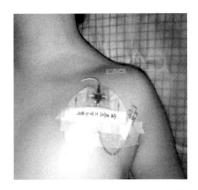 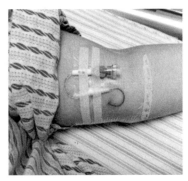

图 7-2 普通的中心静脉导管　图 7-3 经外周置入的中心静脉导管

PORT 又称静脉输液港（见图 7 - 4），是一种埋藏于皮下组织中的植入式、可长期留置的中心静脉通路装置，并发症的发生率较 PICC 和 CVC 低。因其可以长期留置，且港体埋藏在皮下，美观而方便，受到不少患者的青睐。化疗周期长（大于 1 年）、需要多疗程重复化疗、对自身生活质量要求高的患者可以选用。后期可能需要进行胸部放疗的患者，应注意港体埋藏的位置要避开放疗的部位。但由于静脉输液港价格比较昂贵且拆除需要再进行一次手术，因此建议患者根据医生的建议以及自身具体情况选择。

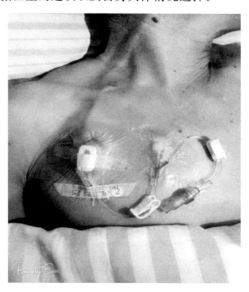

图 7 - 4　静脉输液港

什么是化疗药物外渗？

部分化疗药物由于刺激性大，如果从血管里渗漏到皮下组织，会引起局部疼痛、溃疡甚至坏死，因此预防药物外渗是化疗药物输注的关键。当化疗药物外渗时，患者可能会感觉到穿刺点疼痛，皮肤发白、发凉，局部隆起肿胀并伴有麻木感，输液出现滴速减慢等，当发现以上情况时应立即告知护理人员，及时发现和处理化疗药物外渗可以减少药物的吸收和对局部组织的损害。

留置 PICC 导管影响日常生活吗？

置入 PICC 导管一般不影响日常生活，置管后患者可以做简单的家务，如做饭、洗碗、打扫、拖地等；手臂可以做一般的活动，如弯曲、伸展，但动作不能过大或太剧烈；避免带管侧手臂过度用力、提重物；置管侧手臂避免做大范围手臂旋转活动或后举动作，如打球、游泳，同时避免托举哑铃等持重锻炼，以防止导管脱落或断裂；注意衣服袖口不宜过紧，穿衣服时建议先穿置管的一侧，脱衣服时先脱没有置管的一侧，以免穿脱衣服时把导管带出。

在 PICC 日常维护中有哪些需要注意的？

（1）患者应注意观察穿刺口有无红、肿、热、痛及渗出物，置管侧肢体、颈肩或胸部有无出现肿胀、疼痛等异常不适，如有异常，要及时就诊。

（2）每周进行一次冲管，更换贴膜及接头，防止导管被血液堵塞和感染。如发现贴膜有卷曲、松动，贴膜下有汗液或潮湿时应及时更换贴膜。

（3）禁止经 PICC 导管高压注射药物（耐高压导管除外），防止因高压静脉注射而导致 PICC 导管断裂；冲洗导管时也应使用10 ml 及以上容量的注射器，避免压力过高。

（4）PICC 导管的拔除：PICC 导管到了有效期或患者用药结束、不需要用药时，可以拔出导管。拔管必须由具有相关专业资质的护士操作，导管完全拔出后拔管处用密闭性敷料覆盖，24 小时内不可撕去敷料，3 天内不宜洗澡。

携带 PICC 导管可以洗澡吗?

携带 PICC 导管的患者可以洗澡，建议选择淋浴，避免盆浴或泡浴。淋浴前注意用保鲜膜将导管及周围皮肤保护好，避免水渗进去造成导管感染。具体方法：沐浴前先用吸水性好的小毛巾将导管及其上下 10 cm 的皮肤包裹，外面再用保鲜膜包裹 2～3 圈，为了防止洗浴时水渗进保鲜膜里，还要将保鲜膜上下用胶布或者橡皮筋进行固定，这样就可以沐浴了。沐浴时注意尽量避免直接冲洗导管侧手臂，沐浴后要及时将保鲜膜和小毛巾取下，观察导管局部及贴膜固定情况，如果贴膜下有汗液或潮湿应及时换药。

PICC 导管留置期间可能会发生哪些问题?

在 PICC 导管留置期间可能发生的问题有静脉炎、导管感染、静脉血栓、导管异位、导管堵塞、穿刺点渗液渗血等，只要做好日常维护，一般发生率不高。如果在导管留置期间发现穿刺点出现红、肿、热、痛、渗液、渗血，置管侧手臂出现肿胀、疼痛、硬结，或者导管内回血、导管输液不畅等异常表现时，请及时就诊。

PICC 置管肢体出现肿胀，超声检查提示静脉血栓，该怎么办？

确诊置管侧肢体发生静脉血栓后，不建议立即拔除静脉导管，应抬高置管侧肢体并制动，避免进行局部热敷、按摩或压迫。每天测量双侧肢体臂围，对比患侧肢体消肿的情况，观察患侧肢体、颈肩和胸部是否肿胀、疼痛以及皮肤温度和颜色，定期进行血管超声复查。医生会根据患者具体情况使用低分子肝素及华法林、拜瑞妥等抗凝药物治疗，使用抗凝药物时要注意进行凝血功能的检查，避免出血的危险。大多数静脉血栓经抗凝治疗后症状会缓解，当血管超声显示静脉血栓好转时，PICC 可以酌情继续使用。

植入输液港时会很痛吗？

植入输液港是个小手术。输液港在植入体内过程中，由于需要做一个小的切口将注射座埋在皮肤下面，因此医生会事先对植入部位进行局部麻醉，植入过程可能会有轻微的疼痛感。手术后麻药作用消失后有时也会有轻微的疼痛，一般持续 1～2 天。

输液港可以用多久?

输液港注射座的穿刺次数高达 2000 次，每穿刺一次可以使用 7 天。因此在没有出现并发症的情况下可保留很长时间。一般情况下，如确实不需要治疗可以取出输液港。大肠癌患者在化疗结束后输液港是需要继续保留还是取出，建议与主治医生共同商量决定。

输液港植入后伤口如何护理?

在输液港植入初期（植入后 1~7 天），植入部位有一个小的切口（约 2 cm 大小），所以植入侧上肢应减少活动，避免负重，避免挤压或撞击植入部位；伤口部位要保持清洁干燥，并观察是否有渗血、渗液、肿胀及有无胸闷、肢体麻木和疼痛等不适。伤口一般7~10 天愈合，在伤口愈合之前，每 2~3 天换药 1 次，在渗血、渗液、潮湿（如出汗多）的情况下要及时换药。

输液港在插针使用期间要注意什么？

　　输液港的插针使用需要专业的护理人员操作。输液港在插针使用期间为便于护理人员观察和操作，患者要穿领口大的衣服或开衫；插针后局部保持清洁干燥，避免潮湿，避免外力撞击；保证固定插针的贴膜完整，不要用力搓擦贴膜；上肢不要做剧烈的外展活动及扩胸运动，以防针头在穿刺隔内摆动，对穿刺隔造成损伤，或导致针头脱出；局部有胀痛、瘙痒等不适要及时告知医务人员。

携带输液港可以洗澡吗？

　　植入输液港后是可以洗澡的。但在初次植入输液港切口愈合前（7~10 天）、插针输液结束拔针后 2~3 天以及有局部感染等情况时，为了避免切口及针眼部位的感染，促使伤口愈合，需要保持局部的清洁干燥，因此不建议洗澡。携带输液港洗澡时可以使用沐浴露和肥皂，注意要轻轻擦拭，不要用力揉搓注射座及其周围部分。

出院后携带输液港要注意什么？

　　一般情况下，每个月到医院冲管 1 次；避免外力撞击植入部位；要避免双肩包背带及汽车安全带等对输液港座部位的压迫，女性患者避免穿有肩带的内衣；避免植入侧上肢做过度负重和剧烈的运动，如打篮球、打羽毛球、引体向上、托举哑铃等。输液港植入后出现下列问题，如港座皮肤切口裂开，注射座周围出现红肿、疼痛，植入侧肩部、颈部及上肢局部有肿胀、疼痛不适，原因不明的畏寒、发热等情况应该及时到医院就医。

第八章

心理篇

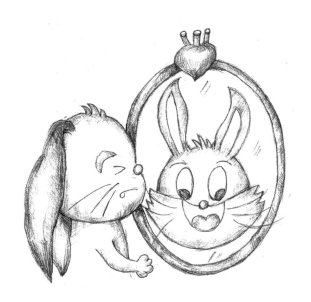

患病后，患者希望得知真实的病情，还是愿意接受医生和家属善意的谎言？

在当今信息化的社会中，完全隐瞒真实病情几乎是不可能的。电视中的健康节目、杂志的健康专栏、癌症的科普书籍、网络上各种疾病的诊断治疗知识，甚至是家常聊天都有可能成为患者了解自己病情的渠道。也许大多数病友早就猜到了真相，只是不敢去面对，所以家属也小心翼翼地隐藏。也许家属和医生都很清楚患者迟早会知道，只是不知道选择什么样的时机、用怎样的方式告诉患者。如果患者确定想知道真实的病情，就认真和家属以及医生谈一谈吧。

肿瘤患者家属如何调节自己的心理状态?

当一个家庭中有一个人被诊断为癌症后,家属往往会将所有的精力、爱心都给予病人。但是,人们是否仔细观察过、考虑过,家属的生活、工作、情感等在亲人患病过程中会发生怎样的变化? 他们的心理状况是否依然处于正常状态? 他们自己是否也需要帮助? 他们如何才能调节自己的心理状态?

现实生活中,病人家属往往在生理及心理方面发生了很多不良变化,处于身心疲惫状态。在陪伴病人的过程中,家人们目睹病人治疗带来的各种痛苦,承受着可能失去至亲的恐惧;承担着联系医院、安排病人住院期间生活的繁杂事务;肩负着沉重的经济负担以及来自各方面的压力。即便这样,病人还会经常发脾气、闹情绪,似乎不管家人怎么做,他们都不满意。之所以会出现这样的状态,是因为在家属与病人之间缺少了一个重要的环节——有效沟通及宣泄各种心理负面情绪的渠道。

这时,作为家属应尽可能保持良好的心情出现在病人面前。当病人发脾气时,家人之间要相互安慰,相互支持,对病人的言语、行为不要太在意。如果压力还是太大,心情不好,可以找心理医生进行疏导。

癌症病人看心理医生会让别人瞧不起吗？

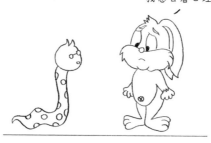

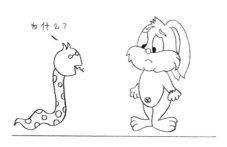

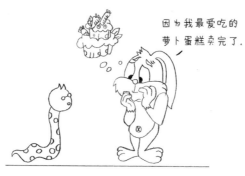

癌症对每个人来说都是一种严重的创伤，没有人希望自己生病，即使看过或听过别人得癌症，内心也绝不愿意把癌症和自己联系在一起，所以一旦诊断患了癌症，病人除了身体的病痛，精神上的打击、心理上的折磨和压力也是巨大的。正如我们的身体有透支的极限，心理也有承受压力的极限，所以癌症带来的不良情绪一定要及时消除，不要让负面情绪继续扩大。

看心理医生不等于就是有精神病。很多病人认为看心理医生就会让别人觉得自己脑子有毛病，就是精神病了。很多家属觉得患癌就已经很不幸了，再查出心理疾病，更会增加病人的心理负担。由于病友或家属的种种顾虑，没有及时去看心理医生，有的病人直到出现强烈的自杀念头才去看，也有的病人自杀后，家属才幡然醒悟，后悔不已。如果出现不良的心理状态，就需要有专业的心理医生来帮助您尽快走出情绪的低谷。

看心理医生的好处：

（1）心理医生可以帮助患者更好地面对癌症，更快地恢复患者良好的精神状态，可以让患者放下心里的包袱轻装上阵。

（2）癌症本身或抗癌治疗会引起失眠、焦虑或抑郁的反应，心理医生可以专业地评估这些不良情绪是否达到了严重的程度，是否需要干预或治疗。

（3）心理医生能帮助患者解决生病前就存在的人际关系问题，生病后激化的家庭问题，以及性格或人格上的不足，从而处理现实生活中的困难。

良好的心态对癌症病人的康复是非常关键的，所以当面对癌症或癌症治疗中遇到的心理问题时，请记得寻求心理医生的帮助。

患癌后，我得"抑郁症"了吗？

抑郁的本质是一种情绪，不是一种诊断或一种疾病，它是一个连续的过程，从正常适应到出现心理痛苦的症状，再到抑郁症，程度越来越重，痛苦越来越深。抑郁症有哪些表现？

（1）情绪低落，兴趣缺乏，乐趣丧失。

（2）感到精力不足，不想动，活动减少，没有什么欲望。

（3）注意力不集中，记忆力下降，做事犹豫不决，有自杀倾向。

（4）睡眠障碍、消化功能紊乱、食欲紊乱、周身不适、疲劳、性功能障碍、体重下降等。

每个人在面对癌症这样的应激事件时，都会产生许多情绪问题，这是正常的反应，可以有短暂的抑郁情绪，随着时间的推移会逐渐好转。我们要及时处理和调整自己的悲伤反应，如果不能及时调整，就可能发展为抑郁症。发现自己不能很好地控制这些负面情绪的时候，要高度重视，可以咨询心理医生，寻求专业人士的帮助。

肠癌术后如何面对永久造口这一缺憾?

现代社会中人们更加关注自己的形体美和仪表妆容，而躯体的完整性是最基本的要求。很多肿瘤手术，尤其是各种根治术会对躯体完整性造成破坏。对于肠癌术后体表造口，病人会出现很多情绪变化，身体外形的改变就像是在他们刚刚患病的心理伤口撒上一把盐，他们往往会恐惧、担忧、消极、自卑，甚至发展为焦虑或抑郁。多数人表现为情绪低落，社会交往的主动性下降，不愿意继续工作，不愿出门，担心看到别人异样的眼光或听到对自己不好的评论。作为病人，如何面对这一切?

首先，患者需要冷静下来，面对这一现实想一想，要怎么做。答案只有一个：要活着！因为活着，就能给家人带来安慰；活着，才可以享受生活带来的幸福。生活是美好的，尽管它充满了挫折，虽然它有时会带来痛苦，但美好的事物总让人留恋，这和身体的缺失比起来更值得！

其次，我们每个人都生活在缺憾中。任何一个人都不可能永远是完美的，不可能实现自己所有的梦想，不可能知道未来会发生什么。因此，我们需要有勇气去面对每一个缺憾，需要有信心去克服缺憾带来的所有问题。

积极情绪对肿瘤康复有哪些好处？

积极乐观的情绪对癌症病人的康复非常重要。生活中有很多癌症病人能保持良好的心理状态，正确看待疾病，积极乐观地生活，他们通过专业的书籍或正规的科普讲座等方式了解癌症康复治疗相关的医学知识，保持良好的生活习惯和行为。拥有积极乐观的心理状态对肿瘤康复的好处体现如下。

（1）能保持积极乐观心态的病人，更愿意接受专业人员给予的肿瘤康复治疗建议，且抗肿瘤治疗后的不良反应相对小一些。能按计划完成肿瘤康复治疗，提高抗肿瘤的疗效，延长生存期。

（2）积极乐观的情绪，能使病人在面对癌症的时候不慌张、不恐惧，他们更愿意相信医学，相信自己是可以战胜病魔的。这样的正面情绪可以使患者从容地面对抗癌治疗，面对以后的生活，更快回归社会。

（3）拥有良好心态的病人往往能主动学习气功、太极拳等康复运动，并长期坚持。这类病人能够沉着冷静地面对病情变化以及治疗中的突发情况，在与癌症的抗争中，体味不一样的人生，创造别样的人生精彩，给家人留下更多的温馨美好。

（4）积极的情绪可以提高病人的机体抵抗力。研究表明，保持愉悦的情绪、良好的心理状态，可以增强机体抗肿瘤的免疫能力，促进肿瘤病人的康复。

患癌后如何学会接受不可改变的事实?

当癌症确诊后,对每位病人的打击都是巨大的。他们难以接受身患癌症这个事实,因为多数人都觉得癌症是即将来临的死亡,痛不欲生,无法救治。如何从心理上保持平和,接受现实,与癌症和平相处,我们可以尝试着从以下几点做起。

(1)我们可以换个角度来看待癌症。人生总会有些磨难,当我们哭泣没有鞋子穿的时候,却发现有人没有脚。因为这次疾病,患者终于有时间可以好好休息一下,有更多的时间和家人相处,去做自己曾经想做却一直因为种种原因没有完成的事情,去珍惜时光,它从来都不够长,我们何不趁此机会好好感受它,做一些有意义的事情。我们不能把握生命的长度,但是可以掌握它的宽度。

(2)了解疾病,想一想,罹患癌症是不是也有自身不良习惯的因素,尝试着去做一些自我调整。

(3)如果我们无法选择疾病,那么我们可以选择面对疾病的态度。越坚强、越乐观、越积极面对,希望就越大。大起大落的心理变化,悲观、消极的情绪只会让病情的转归更加不利。我们应该有心理准备,任何一种疾病在治疗的过程中都可能会有些变数。但是,只要我们还活着,总会有希望,也更该珍惜这以后的每分每秒,珍惜自己,珍惜家人,珍爱生活。

(4)不断地调整和适应。人生就像一个大舞台,我们总会变换不同的身份、角色。当疾病确诊时,我们就成为病人,那么我们需要尽快进入角色,调整自己,配合治疗。不因病情的变化和反复轻言放弃。我们要做到及时调整自己的情绪，不被负面情绪左右，永远保持最佳的身心状态。

患癌后如何应对不良情绪？

当癌症确诊后，病人的各种担心、委屈、紧张、焦虑、抑郁和愤怒等不良情绪都可能出现，面对这一系列情绪问题我们应该怎么办？

（1）关注心理健康。在挫折和失意面前，不要迷失自己，放弃一切让你伤心的理由，找一件让你快乐的事，打开心灵的束缚，学会用正面的情绪浇灌心灵之树。

（2）寻求专业人士的帮助，消除不良情绪对身体健康的影响。

（3）学会健康地表达情绪，成为情绪的主人，及时调节内心的委屈和愤怒。

（4）懂得爱。用爱来化解心中的不愉快，在欣赏自己的同时，学会欣赏他人，发现生活中的美。

第九章

中医篇

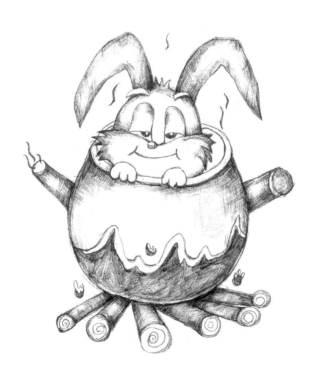

中医能否替代西医治疗肠癌？

正确认识中医药
在肿瘤治疗中的作用

　　中医不能替代西医（现代医学），因为两者理论基础不同。中医治疗肠癌有可能改善术后相关并发症，与放化疗合用减毒增效。对于晚期肠癌患者可以充分调节机体免疫功能，调理体质状况，改善其生活质量。

中医如何治疗放化疗引起的骨髓抑制？

　　中医认为放化疗引起的骨髓抑制属"虚劳"范畴，以血虚为主，治疗以益气养血、填精生髓等为原则，常用中药有人参、黄芪、党参、女贞子、鸡血藤、枸杞子、地黄、川芎、刺五加、茜草等。辨证属于血虚者可予四物汤、归脾汤加减，气血两虚者可予当归补血汤、人参养荣汤、八珍汤、十全大补汤加减等。

大肠癌术后如何使用中医调理？

中医称大肠为"传导之官"，主要负责传递和导化，接受小肠下传的食物残渣，吸收水分，形成粪便排出体外。如果肠道传导功能障碍，水液代谢紊乱，多表现为腹痛便秘或者肠鸣腹泻。肠癌患者由于手术切除癌瘤肿块，不可避免地影响肠道的结构和功能。中医注重机体的整体机能，认为肠道要发挥正常功能，必须与脾、肺、肾共同合作。

调理肠道要从多方面入手。肠癌术后，如患者出现面色萎黄、食少乏力、自汗怕风、便秘难解等症状，多从脾肺治疗，用党参、茯苓、薏苡仁、白术等补益肺脾、运行气血类药，为肠道的蠕动提供"原动力"。若肠癌术后日久，或放化疗后出现吐泻、骨髓抑制，导致脏腑虚劳，患者面色晦暗、形体瘦削、腰膝酸软、眩晕失眠、神疲倦怠、肛门有下坠感，需从脾肾治疗，应以黄芪、当归、山药、补骨脂、山萸肉等健脾补肾，充养精血，恢复肠道蠕动的"生命力"。另外，祛邪方面也要兼顾，气滞血瘀的胀痛、湿邪阻滞的泄泻、阴伤热毒的便血分别给予治疗，解除肠道蠕动的"阻碍力"。总之，肠癌术后，正气耗伤，邪毒聚结，中医充分发挥辨证施治、整体调理、正邪兼顾的作用，提高患者的生命质量。

中医如何与靶向药配合，减轻毒副作用？

目前国内肠癌使用的靶向药物有西妥昔单抗、贝伐珠单抗，最为常见的毒副作用有皮疹、蛋白尿等。

治疗西妥昔单抗引起的皮疹：多数患者的皮疹会随着停药逐渐消退。重度皮疹仍需药物干预。中医常用药物有荆芥、蝉蜕、苦参、黄芩、知母、生薏仁、丹皮、赤芍等。

治疗贝伐珠单抗所致的蛋白尿：中医以金樱子、芡实、补骨脂等补肾固摄，以黄芪、白术、防风、砂仁、陈皮等补气行气，以连翘、草薢、泽泻、通草、车前子等解毒利湿去浊。标本同治，重视脏腑功能，控制症状，提高耐受性，避免因严重蛋白尿导致停药。

中医中药如何治疗奥沙利铂引起的手足麻木？

中医认为奥沙利铂化疗后的手足麻木属"痹证"范畴，益气养血、活血通脉是其辨治方法，选取当归、川芎、桂枝、黄芪、红花、鸡血藤、络石藤、伸筋草等浓煎熏洗，作用于局部，疗效较好。

肠癌晚期疼痛能否配合中药治疗？

中医治疗癌痛多采用内服、外敷等方法，具有持续性、无成瘾性、无耐药性等特点。中医认为治疗癌痛仍应从"通"法入手，可以辛温或辛热药为主体，再以甘缓润燥药物中和药性，刚柔相济，调整气血，温运脏腑。疼痛虽为一症，中医看来却各有差异。临床辨证后或与理气药为伍，治疗寒性痛证，或与养阴补血药相合，治疗气血阴液亏虚之痛证，或与活血化瘀药配用，治疗血瘀痛证。瘀久入络，根深蒂固，可配伍蟾皮等虫类药助通络，止癌痛。

外治法可将上述特定药物制成膏剂、贴剂、酊剂等，通过敷贴、熏洗等方法将药物直接作用于体表或肿块局部，使药物透过皮肤、黏膜、腧穴等部位直接吸收，发挥止痛作用。

中医中药如何治疗大肠癌患者的乏力症状？

放化疗后或术后出现乏力症状，多与脾胃功能受损有关，中医多从"虚劳"辨证施治，从脾肾入手，以补肾固本为主。健运脾胃，增其化源，使气血得以充养四肢，能有效改善乏力症状。

肠癌晚期腹水如何使用中药?

中医辨治肠癌晚期腹水，首先需要分清标本虚实，就像处理堰塞湖，或引至下源分流，或兴土垒坝围堰。所以，针对标实，运用理气、化瘀、行水之法攻邪祛实，体质尚壮实可配攻下逐水之法（如牵牛子粉口服）；针对本虚，注重补脾益肾，培土制水，固其本源，利水消胀，从内而治。同时，可取芒硝、葱白等行气利水之药外敷肚脐，隔日换用，内外并治，共举其效。

中药服用多长时间比较合适?

中药是肿瘤综合治疗不可或缺的一部分。早期患者手术及时，配合中药防护，可改善术后脏器机能，预防转移复发；中期患者常需经历手术，或术前辅助，或术后辅助等综合治疗措施，配合中药巩固，可减毒增效，缓解症状；晚期患者无手术机会，姑息性治疗加上中药维持，可提高生活质量。具体情况仍应遵照医嘱，视情况由专科医生决定。

中医如何认识"发物"? 常见"发物"有哪些?

肿瘤患者的饮食误区

中医认为"发物"是能诱发某种病症,激发新病或妨碍治疗,加重病情,影响机体康复的一类食物,就肿瘤而言,发物所指如下。

(1) 能够诱发肿瘤等疾病的食物。

(2) 加重肿瘤病情发展的食物。

(3) 能促使肿瘤等旧病复发和转移的食物。

过去民间认为的"发物",常常分为以下几类:①容易长脓疮、生肿疖或引起某些病变的食物,如羊肉、牛肉、公鸡、鹅肉、鸡蛋、有鳞鱼或无鳞鱼、虾、蟹等;②能引起旧病复发、新病加重的食物,包括腥膻食物如海鱼、羊肉、狗肉等;③辛辣食物如大葱、大蒜、韭菜、辣椒、酒、猪头肉等;④还有一类特殊的食物,因象形生发也被归为"发物"范畴,如蘑菇、竹笋、莴苣、花菜、包菜、萝卜等。

其实对于很多患者来说,尤其是肿瘤患者,只要对这些食物不过敏,吃了都是无害的。在临床实践中,也没见到因为吃了羊肉、鸡肉、鱼虾而引起肿瘤复发的例子。结直肠癌患者更应该注意饮食搭配,不能乱忌口,应多食用动物蛋白质丰富的食品,如多吃些牛肉、鸡肉、鱼、鸡蛋、牛奶等,吃易消化、少刺激的食物,才能更好地改善预后。

肠癌病人如何食补?

食物抗癌目前缺乏确凿的临床研究证据。单靠食疗防癌、抗癌很难达到效果,但正确的饮食调理也可起到一定的辅助作用。

肠癌患者应给予易消化、细软的半流食品,如粥、汤、糊、羹等。

保健品能替代中药治疗吗?

保健品首先不是药品,严格意义上仅属于食品的范畴,《中华人民共和国食品安全法》及《保健食品通用标准》认为其"能调节人体机能,适应特定人群使用,但不以治疗疾病为目的"。而药物治疗包括中药治疗是经大量临床验证的,具有严格的适应证,所以保健品是不能代替中药治疗的。

第十章

癌痛篇

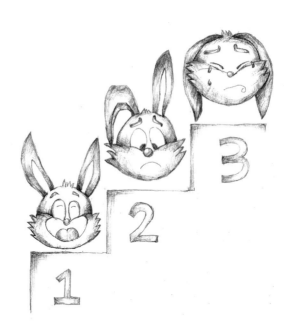

人类是怎么认识疼痛和癌痛的？

对于疼痛，人们几千年来一直试图解释其来源并且积极寻找消除痛苦的办法。在古代，因为科学知识有限，不管是达官贵人、士大夫阶层，还是普罗大众，都只能通过肉眼观察，用超自然的原因去推测和解释疼痛，认为疼痛是外界物体侵入了人体，并将超自然的物质带入体内的结果。

在对疼痛的认识中，疼痛感觉中枢位置的确定有着重要意义。最早埃及人认为心脏是感觉中枢，这种认识持续了近两千年。公元前4世纪左右，阿尔克迈翁（Alcmaeon，前苏格拉底时期唯一有医学理论留传下来的医生）提出脑是感觉和思考的中枢。再往后，随着解剖学的发展，极大丰富了对人体感觉和疼痛的认识。到了19世纪上半叶，出现很多以实验研究为基础的各种疼痛理论，使人们对于疼痛的认识更加深入。20世纪著名英国神经生理学家谢灵顿就明确指出，疼痛由感觉和情绪两种成分组成。

在漫长的医学历史中，我国传统医学对"疼痛"的诊治也贡献卓著。"通则不痛，痛则不通"的理论家喻户晓，《黄帝内经·举痛论》更堪称人类历史上最早的一部论"痛"专著。

近代，医学界对疼痛的认识越来越清晰。1979年，国际疼痛研究学会（IASP）将疼痛定义为"一种与组织损伤或潜在组织损伤（或描述的类似损伤）相关的不愉快的主观感觉和情感体验"。

1995年美国疼痛学会提出疼痛是继体温、血压、脉搏和呼吸之后的第五大生命体征，疼痛越来越受到医护人员和患者的重视与关注。控制疼痛是患者的基本人权，也是医务人员的责任。

随着近代医学从"生物"医学模式向"生物－心理－社会"医学模式的转变，疼痛的定义也有了新的内涵。目前，IASP 提出的疼痛新定义为"一种与实际的或潜在的组织损伤，或与这种损伤的描述有关的一种令人不愉快的感觉和情感体验，包括了感觉、情感、认知和社会成分的痛苦体验"。

这个定义获得了广泛认同，因此癌症患者的慢性疼痛（以下简称癌痛，包括肿瘤本身侵犯脏器组织产生的疼痛，也包括放疗、化疗、手术相关治疗以及并发症引起的疼痛）的内涵也从简单的对组织损伤和心理层面的关注，扩展到了患者认知和社会功能的层面，故癌痛的用药和管理也必须是全方位的管理，需涉及生理、心理和社会各个层面。

癌痛规范化诊疗有参考指南吗？

有。在癌痛规范化诊疗的道路上，欧美发达国家相继出台了很多指南，并持续更新。我国也在不断完善诊疗规范。2011 年，卫生部（现改为卫生健康委员会）制定了首部《癌症疼痛诊疗规范》（2011 年版），2017 年开始征求意见再次修订。2017 年，江苏省肿瘤科质控中心、上海市抗癌协会癌症康复与姑息专业委员会、中国抗癌协会癌症康复与姑息治疗专业委员会（CRPC）难治性癌痛学组也相继制定了癌痛诊疗规范。随着肿瘤治疗水平等的不断提高以及癌痛规范化诊疗指南的制定与积极推广，癌症患者无痛生存必将真正成为每个病人的权利和医务工作者的义务！

大肠癌病人为什么会痛？

疼痛的原因多种多样，它会让人产生一种不愉快的感觉和情绪，虽然不愉快，但它却是个及时的提醒，提醒我们的身体可能是哪里出现了"运转异常"，让我们难以忽略它的存在。一般来讲，疼痛往往伴随着已经存在或潜在的组织损伤，是我们身体对有害刺激的一种强烈抗议。肿瘤导致疼痛的原因很复杂，表现形式也多种多样，归纳一下，大致可分为以下三类。

（1）肿瘤相关性疼痛：肿瘤直接侵犯或压迫局部组织、神经引起的疼痛；肿瘤转移累及骨组织引起的疼痛；空腔脏器（如胃、肠）被肿瘤阻塞时出现的绞痛；肿瘤溃烂经久不愈，发生感染可引起的剧痛；张力性疼痛（如肝肿瘤生长迅速时，肝包膜被过度牵拉出现胀痛）等。

（2）抗肿瘤治疗相关性疼痛：手术、创伤性检查操作引起的疼痛；放疗导致皮肤灼伤、口腔黏膜损伤引起的疼痛；化疗药物导致周围神经毒性反应引起手足的疼痛等。

（3）非肿瘤相关性疼痛：这些与肿瘤无关的疼痛，随着肿瘤的进展也可能会让你更难以忍受。如合并关节炎、带状疱疹、血栓、痛风等引起的疼痛，以及由心理因素引起的心因性疼痛等。

如果晚上睡觉都会疼醒，病情算严重吗?

出现疼痛，首先需要进行严重程度的评估，具体如下。

轻度疼痛：有疼痛但可忍受，不影响正常生活，睡眠无干扰。

中度疼痛：疼痛明显，不能忍受，要求服用镇痛药物，睡眠受干扰。

重度疼痛：疼痛剧烈，不能忍受，需用镇痛药物，睡眠受严重干扰，不能依靠自身的力量来调整或变换肢体的位置，处于一种固定而不适的状态。

还可以用更直观的方法量化疼痛，具体如下。

(1) 疼痛数字评分法 (numerical rating scale，NRS)：

用数字0～10代替文字来表示疼痛的程度。将一条直线等分为10段，按0～10分依次评估疼痛程度。书写方式：在描述过去24小时内最严重的疼痛的数字上画圈。0分为无痛，1～3分为轻度疼痛（疼痛不影响睡眠），4～6分为中度疼痛，7～9分为重度疼痛（不能入睡或睡眠中痛醒），10分为剧痛。（见图10-1）

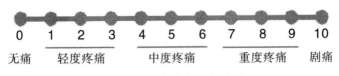

| 0 | 1 | 2 | 3 | 4 | 5 | 6 | 7 | 8 | 9 | 10 |
| 无痛 | 轻度疼痛 | | | 中度疼痛 | | | 重度疼痛 | | | 剧痛 |

图10-1 疼痛数字评分法

(2) 修订的面部表情分级评分法 (face rating scale-revised，FRS. R)：

使用从快乐到悲伤及哭泣的6个不同表现的面容，让患者选择一张最能表达其疼痛的脸谱。评估方法简单、直观、形象，易于掌握，不需要任何附加设备，特别适用于急性疼痛者、老人、小儿、文化程度较低者、能力表达丧失者及认知功能障碍者。(见图 10-2)

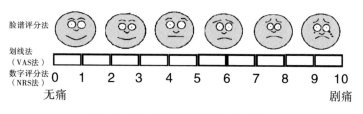

图 10-2　面部表情分级评分法

　　患者可以根据自己的实际情况来评估疼痛处于什么级别，及时告知医护人员，寻求止痛治疗，帮助缓解疼痛，提高生活质量。

为什么有的大肠癌患者是肚子痛，有的却是骨头痛？

虽然都是大肠癌，但疼痛的部位未必都在腹部，疼痛的性质也不尽相同。有的患者肚子痛，可能是肿瘤直接压迫邻近组织或刺激邻近神经引起的；而有的患者骨头痛，可能是肿瘤骨骼转移引起的骨痛。疼痛按病理生理学机制主要分为两种类型。

（1）伤害感受性疼痛：因有害刺激作用于躯体或脏器组织，使之受损而导致疼痛。包括躯体痛和内脏痛。躯体性疼痛常表现为以下 3 种。①钝痛。一种性质与刺痛、刀割样痛相反，而呈不太尖锐的疼痛，程度较隐痛剧烈，如脑瘤引起的头痛多为较强烈的钝痛；肝癌时，由于包膜过度伸张，可引起持续性钝痛。②锐痛。一种性质如刺痛、刀割样痛的尖锐疼痛，如化疗药引起的口腔溃疡疼痛。③压迫性疼痛。内脏痛通常表现为定位不够准确的弥漫性疼痛和绞痛，多为胸痛、腹痛或腰痛，病人很难确切地说出疼痛部位，往往说"这也痛，那也痛"。肿瘤压迫、牵拉、被膜膨胀、阻塞、炎症、缺血以及肿瘤分泌的化学物质等是导致这类疼痛的主要原因。

（2）神经病理性疼痛：由外周神经或中枢神经受损，痛觉传递神经纤维或疼痛中枢产生异常神经冲动所致。神经病理性疼痛常表现为刺痛、烧灼样痛、放电样痛、枪击样疼痛、麻木痛、麻刺痛等。

止痛有哪些好办法?

目前主张一旦出现疼痛就应及早开始止痛治疗,不建议患者忍受疼痛的折磨。因为疼痛会影响生活质量,使患者无法正常睡眠、工作、娱乐等,本身患病已经对生活造成了一定的影响,引起一些不良情绪的产生,导致抑郁、焦虑、消沉等心理障碍。所以疼痛治疗越早介入,越能增强患者战胜疾病的信心,和医护人员一起全面对抗肿瘤。

针对癌痛,世界卫生组织(WHO)给出了"三阶梯镇痛方案",同样给出了止痛治疗的基本原则:按阶梯用药,首选口服给药,按时用药,用药个体化,注意具体细节。

(1)按阶梯用药:世界卫生组织将常用的止痛药物按照镇痛强弱分为3个阶梯,根据疼痛程度,选择不同强度的止痛药物(见图10-3)。需要特别注意的是,根据最新的指南,中度疼痛除了可以使用弱阿片药物外,也可使用小剂量强阿片类药物代替弱阿片类药物给药,而且现在的趋势是临床上以小剂量强阿片类药物应用治疗中度疼痛(弱化二阶梯)。

(2)首选口服给药:口服对于很多人来讲,是最简单、经济、方便、易于接受的方式,并且不易产生成瘾性及药物依赖性。尽量选择口服,能避免打针引起的局部不适,也不会损害血管,还能降低耐药性的发生率。

(3)按时用药:按规定时间间隔用药,不论当时是否有疼痛发作,都要及时用药,这样才能保证止痛药物达到持续镇痛的效果。

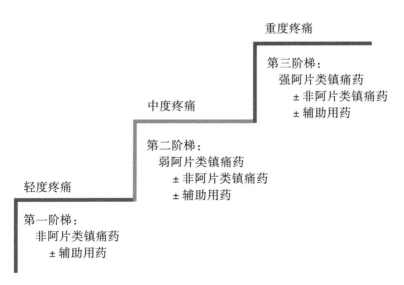

图 10 - 3　止痛药物镇痛强弱阶梯

（4）用药个体化：不同的人对镇痛药的敏感度存在个体差异，而且差异度可能很大，同一个人在癌症的不同病程阶段疼痛程度也在发生变化，所以阿片类药物没有标准用量，要时刻根据疼痛缓解状况增减用药剂量，凡是能够控制疼痛的剂量就是正确的剂量。

（5）注意具体细节：服用镇痛药时要注意有无不良反应，比如便秘，可以使用通便药物，如果有必要可以联系医师。

痛的时候吃药，不痛的时候不需要吃药，对吗？

　　世界卫生组织推荐的三阶梯止痛方案可以达到持续镇痛的效果，使患者休息、活动、工作时不痛，晚上能睡好觉。止痛剂应有规律地使用，比如需要每 12 小时服用一次止痛药，就必须严格按规定间隔时间服用，这样药物在体内就能维持一定的水平，药效就不会忽高忽低，能达到持续止痛的目的。如果等到前一次药效消失之后再使用止痛药，也就是等疼痛了再用，一是疼痛得不到控制，二是医护人员很难确定止痛药的使用剂量，增加了药物调整的难度，也让患者对抗肿瘤治疗的信心产生动摇，不利于战胜疾病。这里还有例外的情况，在规律服药的情况下，有时会有一些突发剧痛，称为"爆发痛"，这个时候可临时加用一次速效阿片类止痛药，如果一天中"爆发痛"大于等于 3 次时，需要及时调整口服止痛药的剂量。另外，平时除了要学会评估疼痛及合理用药，在病情允许的情况下，还可以适当参加室外活动，去空气新鲜的公园散步，听音乐，看电视，和朋友参加适合自己的活动，也能起到转移注意力、控制疼痛的目的。

痛得睡不着觉该怎么办?

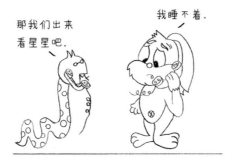

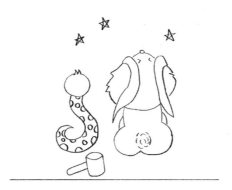

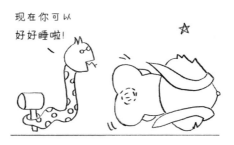

按照疼痛严重程度评估标准，如果疼得睡不着觉，说明已是重度疼痛，根据 WHO 三阶梯止痛方案，首先选择第三阶梯的强阿片类药物，这类药物几乎适用于所有中重度癌痛患者，目前常用的主要包括吗啡、羟考酮、芬太尼、丁丙诺啡、美沙酮等，建议尽量选择长效的缓释片或者控释片，此类药物大多数无"天花板效应"（极量限制），可以在医生的指导下灵活调整剂量。其主要不良反应包括便秘、呼吸抑制、恶心呕吐、瘙痒等，除了便秘，其余不良反应一般会在 4～7 天自行缓解。

还可以在阿片类药物的基础上联用第一阶梯的非甾体类抗炎药，这是治疗癌痛的基本药物。常见的非甾体类抗炎止痛药包括布洛芬、吲哚美辛、塞来昔布、双氯芬酸等，不良反应主要包括消化道溃疡、消化道出血、心脏毒性和血小板功能障碍等。推荐选择不良反应发生率相对较低的布洛芬和塞来昔布。使用非甾体类抗炎止痛药，用药达到一定剂量后，继续增加用药剂量并不能增强其止痛效果，反而会使药物毒性大大增加。因此，在疼痛控制不理想的时候，如果非甾体类抗炎药的日剂量已达到说明书规定的最大量，只增加阿片类止痛药用药剂量就可以了。

当疼痛具有针刺样、火烧样、刺痛、电击样等特点时，那么很有可能存在神经病理性疼痛，此时应用抗惊厥药与抗抑郁药治疗效果会比较好。推荐的药物包括加巴喷丁、普瑞巴林、文拉法辛和阿米替林等，用药的时候注意加量与减量都需要缓慢进行，不要突然增大剂量或停药。由于这两大类药物引起头晕、嗜睡等不良反应的发生率较高，服用药物期间最好不要开车或操作机械，老年患者注意防止跌倒。

如果疼痛不处理，会有什么后果？

疼痛是癌症患者最常见的症状之一，癌痛严重影响癌症患者的生活质量和抗癌治疗。初诊时癌症患者疼痛发生率约为 25%；晚期癌症患者的疼痛发生率为 60%～80%，其中三分之一的患者为重度疼痛。

疼痛如果得不到快速、有效的缓解，患者将感到极度不适，可能会引起或加重患者的焦虑、抑郁、乏力、失眠、食欲减退等症状，严重影响患者的日常活动、自理能力、交往能力及整体生活质量。所以，患者的疼痛必须首先得到控制。医生会按照癌痛治疗指南进行规范化治疗，有多种手段来确保疼痛得到快速、有效的控制。前提是患者需要相信医生并配合医生，只有这样，医生才能为患者尽快祛除病痛。

止痛贴剂好吗？

世界卫生组织癌痛治疗指南强烈建议首选口服止痛药物治疗。口服药物的好处前面已经讲过了，止痛贴剂的缺点主要是起效时间长，剂量调整不灵活。但是如果出现了如下情况，则可以考虑选择止痛贴剂。

（1）肠梗阻或吞咽困难导致口服药物存在障碍。

（2）服用口服止痛药出现了严重持续并且无法耐受的不良反应。

（3）使用口服药物过程中疼痛控制得比较稳定。

但是要注意，贴剂只能用于"阿片耐受"的患者（服用吗啡60mg/24 小时或羟考酮 30mg/24 小时或其他等效药物，连续用药达7 天及以上），否则会大大增加出现呼吸抑制的风险，所以用药之前最好由专业的医护人员来判断是否属于此类患者。

还需要注意的是，"止痛贴"主要是阿片类的（芬太尼透皮贴和丁丙诺啡透皮贴），不包括非甾体类抗炎药和中药类贴剂，此类药物需要在医生或药师指导下确定初始使用剂量。使用过程中，贴剂应用于躯干或上臂平整、无毛发的皮肤表面，并非"哪里痛贴哪里"；使用时需用手掌用力按压 30 秒，以确保贴剂与皮肤完全接触；更换贴剂时，应更换粘贴部位；避免使用贴剂的部位受热，如使用电热毯、加热灯，进行桑拿浴或热水浴等。

加量服用止痛药还是痛，需要换药吗？

遇到这种情况，首先要明确目前在使用哪种药物，如果正在服用非甾体类抗炎药、抗惊厥药或者抗抑郁药，当用药剂量已增加到说明书规定的最大剂量但还是感觉疼得厉害时，最好尝试换用或联用阿片类药物。如果已经在使用阿片类药物，尽管大多数阿片类药物是没有极量限制的，但是并不代表可以在疼痛控制不佳的情况下盲目、机械地增加药物剂量。有时候增大药物剂量后，疼痛感并未减轻，原因可能有两个：（1）身体对这种药物已经出现了"耐受"，一旦出现这种情况，最好尽快换用另一种阿片类药物。不同阿片类药物之间的剂量转换是有固定公式的，但是药物之间的转换往往还需要考虑其他因素，所以最好还是在专业医护人员的帮助下确定新药的剂量和频次。（2）肿瘤病情出现了进展，这时候积极的抗肿瘤治疗（化疗、放疗或辅助治疗）可以有效地减轻疼痛。

几种不同的止痛药物可以同时服用吗?

相同类型的药物不推荐同时使用,比如说两种口服阿片类药物联用,口服阿片类药物与阿片类贴剂联用,两种非甾体类抗炎药联用,等等。因为同一类药物的作用机制都是类似的,一起服用的话止痛效果不会有明显的增强,反而会导致不良反应大大增加。所以如果要联合用药,阿片类药物加非甾体类抗炎药,阿片类药物加抗惊厥药或抗抑郁药都是合适的。非甾体类抗炎药、抗惊厥药或者抗抑郁药不仅自身具有比较好的止痛效果,而且能增加阿片类药物的作用。如果疼痛程度较轻,还未使用阿片类药物,那么非甾体类抗炎药与抗惊厥药或者抗抑郁药同时使用也是可以的。抗惊厥药与抗抑郁药如果要一起使用的话,需要小心它们共同的副作用,如头晕、嗜睡、疲倦等。

阿片类药物是不是毒品，天天吃会上瘾吗？

阿片类药物成瘾的发生率与药物的给药方式有关，直接静脉注射会使血药浓度突然增高，长期静脉注射易导致成瘾。我们在癌痛治疗中多采用阿片类药物的控释制剂（缓慢平稳释放），这种方式很少导致成瘾。实验研究和临床实践均证实，癌痛患者口服阿片类药物或使用透皮贴剂极少成瘾，报道其发生率低于万分之四。此外，阿片类药物没有极量或者封顶的限制，只要规范化应用，逐渐增加剂量是安全的。当然，阿片类药物是一种麻醉药，必须严格管理，遵照有关法律法规制度，合理合法使用，不得滥用。

长期使用阿片类药物，止痛效果会越来越差吗？

镇痛药物耐受性是指长期使用镇痛药物，其镇痛效应下降，需增加剂量方可维持原来效应的现象。大多数阿片类药物耐受性问题是因为不规范的给药方式造成的，由于给药间隔时间不规律和允许疼痛反复出现，以至需增加剂量方可产生有效的镇痛效果。只要按时给药，避免疼痛再现，并不会产生耐受性。

在癌痛规范化治疗中，辅助药物的联合使用是十分必要的。辅助用药和阿片类镇痛药联合使用，能有效缓解癌痛患者常伴有的躯体症状，如失眠、神经系统症状、焦虑、恐惧、抑郁、孤独感等。

为什么服用吗啡类药物后好多天没有大便?

如 3 天以上未解大便,首先要排除肠梗阻的可能,其次才考虑药物性便秘的可能。阿片类药物如吗啡的常见不良反应的防治如下。

(1) 便秘。发生率为 90%～100%,对便秘的防治性措施:多饮水,增加液体摄入,多吃纤维性食物,适量应用番泻叶、麻仁丸或复方芦荟胶囊等缓泻剂,适当活动及调整饮食结构等。

(2) 恶心、呕吐。一般在数天后会自行消失,因此,使用阿片类药物出现恶心、呕吐等不良反应时一般不必立即停药。

(3) 镇静、嗜睡、意识模糊。一般经 3～5 天便可产生耐受性,并恢复正常意识。当然,需要排除脑转移或合并使用镇静药,如果没有,可以多饮茶和咖啡类饮料,听听音乐,提高大脑兴奋性。

(4) 尿潴留。发生率低于 5%。尿潴留的治疗方法有通过听流水声音诱导排尿,还可用热水、温水清洗或热敷会阴部及轻轻按摩膀胱区诱导排尿。如果这些诱导方法失败可以考虑导尿。

(5) 呼吸抑制。虽然很少发生,但却是最令人担心的副作用。在用药过程中,如果出现呼吸抑制的表现,可考虑使用阿片受体拮抗剂纳洛酮,它能有效缓解阿片类药物导致的呼吸抑制。

其实,除了便秘这个副作用,阿片类药物的其他不良反应大多是暂时的。

杜冷丁是最安全有效的止痛药吗？

在癌痛治疗领域，人工合成的强阿片类药盐酸哌替啶——杜冷丁止痛强度仅为吗啡的 1/10，肌肉注射杜冷丁会使患者注射局部产生硬结和新的疼痛感，而且其代谢产物会引起震颤、癫痫发作等中枢神经系统症状，还可能导致肾脏的损害或心律失常，所以，世界卫生组织并不推荐慢性疼痛病人肌肉注射杜冷丁。目前，我国相关指南推荐杜冷丁不再作为癌痛的镇痛药物，可用阿片类药物缓释口服制剂取代它。

吃止痛药会影响放疗、化疗效果吗？

不会的！癌痛如果得不到有效的缓解，患者可能会出现心理上的变化和不良情绪，如失眠、焦虑、恐惧、孤独感、厌世等，引起疼痛阈值下降，而敏感性增高，可能使病情进一步恶化。现代医学治疗手段完全可以有效地控制癌痛，严格按照世界卫生组织三阶梯原则用药，可以使 80％ 的癌痛患者的疼痛得到缓解。因此，应积极进行癌痛治疗。对癌痛的有效控制不仅可以增强肿瘤治疗如放疗、化疗的效果，还可以提高患者的生命质量，延长生存期限。如何在无痛的条件下治疗癌症，战胜癌症，提高癌症患者的生存质量是一个社会性的问题。

疼痛能被完全止住吗？什么时候可以停用止痛药？

疼痛控制是病人最需要、最基本的权利，也是目前医疗完全能够做到的。只要在专业医生指导下，经规范化镇痛治疗，80％以上的癌痛都能得到很好的控制，完全可以做到无痛睡眠，无痛休息，无痛活动，完全不影响正常生活和工作。少数难治性疼痛经过积极治疗，绝大部分也能得到缓解。随着其他抗肿瘤治疗的开展，肿瘤如得到有效控制，疼痛自然会逐步缓解，可以在医生的指导下逐步减药，争取最少的剂量或者停药。目标是"无痛并快乐着"。

如果出现很严重的疼痛，是不是就活不长了？

疼痛确实是人体一种非常不适的感受。但癌痛不等于快死了。可如果癌性疼痛得不到有效控制，真的会缩短生存期哦！疼痛是一种主观的感受，并不能直接反映病情的严重程度。癌痛的强度与肿瘤发展的早晚没有必然的关系，不是说越疼死得越快。癌痛不仅仅与肿瘤的大小有关，还与肿瘤侵犯的部位及心理活动有关。有的肿瘤很早期，但疼痛很重，而有些患者到生命最后都没有疼痛。相较于疼痛的强度，更要关注疼痛的变化和治疗，疼痛加重往往意味着病情变化，而越是忍着，痛会越重。疼痛得不到有效控制，不仅严重影响患者的生活质量，还会加速肿瘤的发展，影响患者的生存期，甚至是导致患者厌世的催化剂。

如果出现针刺和触电样疼痛，伴有麻木感，止痛药没用，有什么解决办法？

这是癌痛的一种常见类型，叫神经病理性疼痛。这类疼痛常伴有睡眠障碍、焦虑、抑郁及其他相关的精神症状。造成这类疼痛的主要原因是肿瘤直接损伤了神经，所以常常有神经功能异常。这种情况下，常规的止痛药物治疗效果不佳，所以除了使用阿片类等止痛药，常联合精神类或神经类辅助用药，如钙通道阻滞剂、抗抑郁药、糖皮质激素、抗惊厥药、局部麻醉剂等，必要时也可局部微创治疗，如神经阻滞、神经毁损、射频治疗等，从根本上解决异常的神经。如何判断自己得了神经病理性疼痛，可参考下表自测。

疼痛自测量表

自测题	评分	
	是	否
你是否出现针刺般疼痛？	1	0
你是否出现烧灼样疼痛？	1	0
你是否出现麻木感？	1	0
你是否出现触电般疼痛？	1	0
你的疼痛是否会因为衣服或床单的触碰而加剧？	1	0
你的疼痛是否只出现在关节部位？	−1	0
总分：最高分＝5，最低分＝−1		

结果分析	−1 或 0	1	3	4 或 5
	基本排除神经病理性疼痛	不完全排除神经病理性疼痛	考虑患神经病理性疼痛	高度考虑患神经病理性疼痛

除了口服镇痛药还有其他止痛方法吗？

当然有！引起癌痛的原因很复杂，特别是难治性疼痛常常需要多学科会诊，如心理科、介入科、麻醉科等。大家一起来分析研究，根据引起疼痛的不同原因，采取相应的处理方法，对症下药，才能事半功倍。其中心理治疗常常被大家忽视。疼痛是主观的，常常受到心理和社会因素影响，许多患者常伴发有抑郁、厌世等不良情绪。所以除重视肿瘤本身治疗外，还要重视患者的心理健康。当然，还有如外科手术治疗、姑息性放疗、化疗或生物治疗，通过经皮、皮下、静脉、椎管内自控镇痛，神经介入治疗、神经阻滞或神经化学性毁损技术，射频热凝消融，物理的按摩和理疗等各种治疗手段来对抗癌痛。中医中药和针灸疗法也有一定的辅助治疗作用。总之，医生需要不断地对疼痛进行评估，不断调整用药的剂量及治疗方式，让患者享受无痛并快乐的生活。

参考文献

一、基础篇

[1] NCCN. NCCN Clinical Practice Guidelines in Oncology：Color-ectal Cancer Screening（Version2）[EB/OL]. (2017 - 05 - 26) www. NCCN. org.

[2] WARSCHKOW R. Better survival in right-sided versus left-sided stage Ⅰ-Ⅲ colon cancer patients [J]. BMC cancer，2016，16 (1)：554.

[3] GORGUN E. Does cancer risk in colonic polyps unsuitable for polypectomy support the need for advanced endoscopic resections? [J]. Journal of the American College of Surgeons，2016，223 (3)：478 - 484.

[4] 中国临床肿瘤学会指南工作委员会. 中国临床肿瘤学会 (CSCO) 结直肠癌诊疗指南 2018. Ⅵ [M]. 北京：人民卫生出版社，2018.

[5] 臧远胜，王湛. 抗癌必修课·肠癌 [M]. 上海：上海科学技术出版社，2015.

[6] 傅传刚. 大肠癌 100 问 [M]. 上海：第二军医大学出版社，2015.

[7] 刘巍. 癌症知多少：结直肠癌 [M]. 北京：中国大百科全书出版社，2015.

二、 外科篇

［1］中国医师协会外科医师分会结直肠外科医师委员会，中国研究型医院学会机器人与腹腔镜外科专业委员会. 机器人结直肠癌手术专家共识（2015 版）［J］. 中华胃肠外科杂志，2016，19（1）：1 - 6.

［2］庄潮平. 保留盆腔自主神经对男性中低位直肠癌患者术后排尿排便和性功能的影响［J］. 消化肿瘤杂志，2009，1：42 - 45.

［3］王贵玉. 直肠癌保肛要看三个条件［EB/OL］.（2016 - 11 - 25）http：// www. jianke. com/nrzl/3313449. html.

［4］中华医学会外科分会胃肠外科学组，中华医学会外科分会结直肠外科学组，中国抗癌协会大肠癌专业委员会，等. 结直肠癌肝转移诊断和综合治疗指南（2006 版）［J］. 中华消化外科杂志，2016，15（8）：755 - 767.

［5］刘斌，皇婷，宫爱民. 结直肠癌肺转移多学科综合治疗进展［J］. 中国医药指南，2012，10（22）：90 - 91.

三、 内科篇

［1］吕桂泉. 癌症不可怕：30 年肿瘤诊治手记［M］. 杭州：浙江大学出版社，2009.

［2］吴国豪. 癌性恶液质发生机制及防治对策［J］. 临床外科杂志. 2012，20：833 - 835.

［3］骆衍新. 欧洲癌症恶液质临床治疗指南解读［J］. 肿瘤代谢与营养，2014，1：33 - 35.

［4］刘汇泉. 肿瘤恶病质发病机制和临床诊疗的研究进展［J］. 临床肿瘤学杂志. 2018，23：648 - 654.

四、　放疗篇

[1] 中国卫生和计划生育委员会医政医管局，中华医学会肿瘤学分会. 中国结直肠诊疗规范（2017 年版）[J]. 中华胃肠外科杂志，2018，21（1）：92 - 106.

[2] 美国肿瘤放射治疗协作组（RTOG）. 急性放射损伤分级标准 [S]. 2011.

五、　介入篇

[1] 潘军. 转为可切除同时性肝转移结肠癌患者的肿瘤退缩分级与影像学评估的一致性观察 [J]. 临床肿瘤学杂志. 2018，6（23）：553 - 558.

[2] 宿濛. 西妥昔单抗联合 FOLFIRI 方案治疗大肠癌肝转移的近期疗效观察 [J]. 肿瘤学杂志，2015，6（21）：491 - 495.

[3] 陈慧敏. 多学科协作诊疗模式及其在结直肠癌肝转移临床治疗中的效果 [D]. 苏州：苏州大学第一临床医学院，2016.

[4] 张夏. 中医药对大肠癌术后患者生存影响的回顾性研究 [D]. 南宁：广西中医药大学第一临床医学院，2018.

六、　造口篇

[1] 傅传刚. 大肠癌 100 问 [M]. 上海：第二军医大学出版社，2015.

[2] 胡爱玲. 现代伤口与肠造口临床护理实践 [M]. 北京：中国协和医科大学出版社，2010.

七、　静疗篇

[1] 徐波. 肿瘤治疗血管通道安全指南 [M]. 北京：中国协和医科大学出版社，2015.

[2] 王建荣. 输液治疗护理实践指南与实施细则 [M]. 北京：人民

军医出版社，2009.

八、 心理篇

[1] 唐丽丽. 写给癌症患者的心灵处方［M］. 北京：人民卫生出版
社，2017.

九、 中医篇

[1] 周仲瑛. 中医内科学［M］. 北京：中国中医药出版社，2004.

[2] 王居祥，徐力. 中医肿瘤治疗学［M］. 北京：中国中医药出版
社，2013.

十、 癌痛篇

[1] 卫生部. 癌症疼痛诊疗规范（2011 年版）（卫办医政发〔2011〕
161 号文）［EB/OL］.（2010 - 01 - 01）http：//www. gov. cn/
gzdt/2012 - 01/01/content ＿ 2035302. htm.

[2] 中国抗癌协会癌症康复与姑息治疗专业委员会（CRPC）难治性
癌痛学组. 难治性癌痛专家共识（2017 年版）［J］. 中国肿瘤临
床，2017，44（16）：787 - 793.

[3] 中国抗癌协会癌症康复与姑息治疗专业委员会（CRPC）. 疼痛
患者教育手册（2017 版）［R］. 合肥：第十三届全国癌症康复与
姑息医学大会，2017.

[4] 江苏省肿瘤科质控中心. 癌症疼痛诊疗规范（2017 年版）［EB/
OL］.（2017 - 08 - 23）http：//www. jsyxh. org/default. php?
mod＝article&·do＝detail&·tid＝994909.

[5] 上海市抗癌协会癌症康复与姑息专业委员会. 癌症疼痛诊疗上
海专家共识（2017 年版）［J］. 中国癌症杂志，2017，27（4）：
1 - 9.

[6] 欧洲临床肿瘤学会（ESMO）. 癌症疼痛指南（2012 年版）［J］.

Annals of Oncology，2012，23（7）：139-173.

［7］NCCN. NCCN Clinical Practice Guidelines in Oncology：Adult Cancer Pain（Version2）［EB/OL］.（2017-05-18）www. NCCN. org.

［8］雷册渊. 人类"疼痛"史［J］. 解放日报，2017，9.

［9］李德爱. 临床疼痛药物治疗学［M］. 北京：人民卫生出版社，2015.

［10］倪家骧. "疼痛"上下五千年［J］. 养生大世界，2015，7.

［11］王莉. 疼痛：最熟悉的陌生人［J］. 中国药店，2013，20：66-67.

［12］杨杰科. 国外放血疗法历史探讨［J］. 中国针灸，2012，6（32）：553-557.

［13］刘艳梅. 阿片类药物在癌痛治疗中的地位及合理用药［J］. 中国药物滥用防治杂志，2006，6（12）：363-364.

［14］程乐. 阿片类药物应用于中重度癌痛治疗的研究进展［J］. 广西医学，2009，5（31）：742-745.

后 记

虽然参编了不少专业图书，但这是我们第一本科普类的图书。本书完稿之际，心情复杂，如释重负，又倍感惶恐。如释重负的是编写这部书耗时 1 年多，前后改了许多遍，花了许多的心思，终于交稿；倍感惶恐则是仍不能满意，生怕其中内容有误，又恐这个科普的尺度不好把握：既要坚持科学性，还要讲究可读性。实实在在地说，科普书的编写一点不比专业书容易。

这本书的完成，要感谢很多人。

首先要感谢编写团队里的每一个人。我们编写团队大部分来自江苏省各大医院的大肠癌专业相关的医生和护士，他们都是长期在临床一线工作的白衣天使，在我们提出想法后，纷纷报名参与。经过遴选，我们指定了 9 位资深的主任或护士长来主持本书 10 个章节的编写，他们尽心尽责，为各个章节的顺利完成付出了不懈的努力。在此，特介绍他们与我们的读者相识。

黄朝晖，肿瘤学博士，研究员，博士生导师，现为江南大学附属医院肿瘤研究所常务副所长。黄朝晖研究员主持编写第一章。

傅赞，博士，主任医师，副教授，硕士生导师，江苏省人民医院普通外科副主任。傅赞医师主持编写第二章。

张玉松，肿瘤学博士，主任医师，副教授，硕士生导师，苏州大学附属第二医院肿瘤学教研室副主任。张玉松医师主持编写第三章。

　　张胜，江苏省人民医院放疗科主任医师。吴志军，医学硕士，硕士生导师，主任医师，南通大学兼职教授，现为南通市肿瘤医院放疗科学科带头人。张胜医师和吴志军医师共同主持编写第四章。

　　杨正强，介入放射医学博士，主任医师，中国医学科学院肿瘤医院介入治疗科主任助理。杨正强医师主持编写第五章。

　　言克莉，护理学学士，主任护师，南京医科大学护理学院硕士生导师，现为江苏省人民医院内科副科护士长。言克莉护士长主持编写第六章、第七章和第八章。

　　朱超林，中医内科学（肿瘤方向）博士，主任医师，国家中医药管理局第四批全国优秀人才，现为江苏省中医院肿瘤内科主任医师。朱超林医师主持编写第九章。

　　陆文斌，肿瘤学硕士，主任医师，副教授，硕士生导师，现为江苏大学附属武进医院肿瘤内科副主任（主持工作）。陆文斌医师主持编写第十章。

　　感谢中国临床肿瘤学会和南京仙人掌健康科技有限公司共建的"CSCO－医瘤助手患者教育基金"之资助。正是获得这个基金的资助，才不断地促使我们把这个模糊的想法变成现实；也正是在这个基金的资助下，我们完成了几十个患者教育视频的"名医微课"录制，让科普更加生动。

　　感谢参与视频录制的所有专家和"医瘤助手"的视频制作团队。特别是陈晓锋主任，在整个视频制作过程中付出了很多，每个镜头后面都有无数个加班的夜晚。

　　感谢孙跃明教授的大力支持，孙跃明教授不仅在学术上，在出版方面也为我们提供了便捷和帮助。

　　感谢陈斌先生为本书的手绘插图提供了无私的帮助。

感谢中国临床肿瘤学会副理事长秦叔逵教授和中国临床肿瘤学会结直肠癌专家委员会主任委员张苏展教授为本书作序。

最后，我要感谢我的家人，作为一个医生，在家陪伴他们的时间很少，很幸运得到他们的理解和支持。

顾艳宏